LEÇONS

SUR LES

MALADIES DE L'OREILLE

FAITES A L'HOPITAL DES ENFANTS MALADES

DANS LE SERVICE DE M. LE PROFESSEUR GRANCHER

Par le Dr P. HERMET

AVEC 26 FIGURES DANS LE TEXTE.

PARIS

OCTAVE DOIN, ÉDITEUR

8, Place de l'Odéon, 8

1892

LEÇONS

SUR LES

MALADIES DE L'OREILLE

LEÇONS

SUR LES

MALADIES DE L'OREILLE

FAITES A L'HOPITAL DES ENFANTS MALADES

DANS LE SERVICE DE M. LE PROFESSEUR GRANCHER

Par le Dr P. HERMET

AVEC 26 FIGURES DANS LE TEXTE.

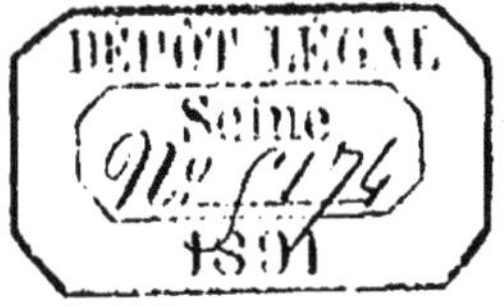

PARIS
OCTAVE DOIN, ÉDITEUR
8, Place de l'Odéon, 8

1892

INTRODUCTION

Longtemps reléguée au second plan, entachée même d'un certain discrédit qui en faisait une branche de la médecine relevant plutôt de l'empirisme que de la science proprement dite, l'étude des maladies de l'oreille a pris depuis dix ans une telle importance que l'otologie a acquis aujourd'hui droit de cité dans le cadre nosologique.

Si l'on remonte dans l'histoire des spécialités, on s'aperçoit qu'elles ont traversé trois périodes successives.

La première, ingrate entre toutes, qu'on peut appeler la phase de discrédit; elle est due plus aux hommes qu'à la chose.

La seconde, que nous appellerons, si vous voulez, la phase de réhabilitation, toujours due à une personnalité plus instruite ou plus honnête.

Entre ces deux périodes, un temps souvent long s'écoule. Sont-ce les hommes qui manquent aux circonstances ou les circonstances aux hommes ? Je ne sais.

Mais ce que je sais bien, c'est que la génération à laquelle j'appartiens s'est vue forcée d'aller dans les cliniques viennoises, chercher les éléments de pathologie auriculaire que nul en France ne pouvait ou ne savait enseigner.

La troisième est la phase de consécration officielle. Elle donne à la spécialité ses lettres de grande naturalisation, mais n'arrive qu'après que l'enseignement privé a pour ainsi dire forcé les portes. Songez à ce qui s'est passé en France pour la dermatologie, les voies urinaires, l'oculistique.

L'Otologie a franchi les deux premières étapes. Grâce à l'initiative privée, elle est en passe de conquérir, l'épée haute, sa consécration définitive. Aujourd'hui, il n'est plus nécessaire de s'expatrier pour se familiariser avec les maladies de l'oreille; on trouve dans les cliniques françaises des malades en quantité suffisante, et des médecins bienveillants et instruits tout disposés à initier à la pratique de leur art.

Lorsqu'il fut appelé à occuper la chaire de clinique infantile, M. le professeur Grancher, désireux de grouper dans son service les éléments d'un enseignement médical aussi complet que possible, fit appel à la bonne volonté de quelques-uns d'entre nous qui s'étaient spécialisés. Il me fit le très grand honneur de me charger de la partie otologique pendant que M. le docteur Gaucher s'occupait des affections cutanées, M. le professeur Déjerine des maladies du système nerveux et M. le docteur Trousseau, de l'oculistique.

Les conférences presque familières que je faisais à l'hôpital des Enfants ont fini à la longue par embrasser l'Otologie tout entière. Je me décide à les publier. Je me suis efforcé d'écrire moins pour les spécialistes que pour les médecins.

Si j'ai fait œuvre utile, c'est à l'initiative de M. le professeur Grancher que je le devrai, et je tenais à le dire.

Les figures qu'on trouvera intercalées dans le texte sont empruntées pour la plupart au traité d'Hartmann dont les clichés ont été mis à ma disposition par son traducteur, mon ami le docteur Potiquet.

PRÉLIMINAIRES. — MODES D'EXAMEN

Avant de commencer l'étude des maladies de l'oreille, je voudrais vous dire un mot des relations de causes à effet qu'elles ont avec la pathologie générale.

Je voudrais vous montrer, dans quelles conditions elles se produisent, sous quelles influences elles s'agravent.

Le but que je poursuis n'est pas de faire de vous, au cours de ces conférences, des spécialistes dans l'acception propre du mot. Si j'ai pu vous mettre à même de reconnaître et de guérir certaines affections de l'organe de l'ouïe que vous êtes exposés à rencontrer plus tard dans votre pratique journalière ; si j'ai pu vous convaincre que certaines d'entre elles réclament des soins rapides et éclairés pour ne pas amener des conséquences irrémédiables, mon ambition sera amplement satisfaite.

Ne croyez pas cependant que de parti pris je veuille être incomplet ; je désire au contraire vous décrire toutes les maladies de l'oreille, vous en indiquer le traitement, la technique opératoire et vous donner les éléments d'anatomie descriptive, de physiologie et d'anatomie pathologique nécessaires.

Vous pouvez voir dans les services hospitaliers que vous fréquentez habituellement, combien sont fréquentes les complications auriculaires au cours de la fièvre typhoïde, des exanthèmes fébriles, de la syphilis acquise ou héréditaire, des angines, de la grippe, de la tuberclose, des dermatoses, etc..., et vous avez certainement été frappé de l'indifférence avec laquelle on assistait à leur évolution.

Non pas qu'on les considère comme quantité négligeable, mais on laisse, et pour cause, les lésions livrées à elles-mêmes.

Aussi qu'arrive-t-il dans la plupart des cas ? Le typhique, guéri de sa dothiénentérie, reste sourd d'une ou des deux oreilles.

L'enfant atteint de rougeole, ou de scarlatine, sort de l'hôpital avec les tympans perforés ; et la diminution d'acuité auditive qui en résulte aura pour conséquence éloignée d'entraver son existence sociale.

Il en est même, et les cas sont hélas trop fréquents, qui deviendront sourds-muets de par le fait de la lésion auriculaire, pour peu que la suppuration ait détruit l'appareil transmetteur du son.

Ces accidents sont loin d'être exceptionnels, et ils suffiraient, n'est-il pas vrai, à démontrer qu'une teinte de pathologie auriculaire devrait être le complément de toute étude médicale.

Pour beaucoup d'entre vous destinés à aller exercer leur profession à la campagne, elle est indispensable. Son utilité est plus contestable pour les praticiens des grandes villes qui peuvent toujours, en dernière ressource, avoir recours aux lumières d'un spécialiste.

Quelle que soit d'ailleurs la catégorie à laquelle vous deviez appartenir, dites-vous que les quelques heures que vous déroberez hebdomadairement à vos travaux habituels pour vous initier aux secrets d'une pathologie dont la grande majorité des médecins ignore les premiers éléments, ne constitueront pas une perte de temps sensible, et que le fait de savoir ce que la plupart de vos collègues ignorent peut à un moment donné décider du succès de votre carrière.

Voulez-vous un exemple de ce que j'avance ? Il ne se passe pas de mois, je pourrais presque dire de semaines, où nous ne soyons consultés par des malades de province atteints de bouchons de cérumen et qui viennnent auprès de nous réclamer les soins que nécessite leur état.

Comme les phénomènes provoquées par ce corps étranger sont complexes, ils nous arrivent avec des diagnostics fantaisistes et des traitements plus fantaisistes encore.

J'ai vu un malade atteintd'un double bouchon de cérumen qui depuis dix ans était soigné pour une tumeur cérébrale.

Dix années de son existence s'étaient passées à s'ingurgiter des doses énormes de bromure et à remplacer les vésicatoires par des sétons à la nuque et les sétons par des pointes de feu.

Inutile de vous dire que personne n'avait songé à pratiquer l'examen des oreilles. Ne croyez-vous pas qu'une circonstance analogue suffirait dans une petite ville à affirmer à tout jamais votre supériorité sur vos concurrents ?

Et certes, pas plus le diagnostic du bouchon de cérumen que la technique opératoire de son ablation ne demandent une étude approfondie, ni une habileté à toute épreuve. Là cependant ne doit pas se borner votre ambition ; vous devez pouvoir reconnaître les causes et les origines des écoulements d'oreille, et savoir appliquer le traitement curatif.

Songez que d'après la statistique de Kramer, vingt-cinq pour cent des sourds-muets le deviennent à la suite des otorrhées qu'amènent les exanthèmes fébriles.

Songez aussi qu'une otite purulente négligée ou méconnue peut provoquer des complications cérébrales ou méningitiques dont l'issue est à peu près constamment fatale.

Mon intention est de passer en revue dans le courant de l'année toute la pathologie auriculaire.

Je m'efforcerai d'être clair et pratique,et je veux avant tout éviter la diffusion de certains traités trop savamment conçus, pour être à la portée de ceux d'entre vous qui se destinent à la médecine générale, et dont les spécialistes seuls peuvent retirer quelque profit.

Après vous avoir entretenus des différents modes d'examens de l'oreille, je commencerai l'anatomie descriptive et la pathologie du pavillon. Je continuerai ensuite par les altérations du conduit auditif externe, de la membrane du tympan, de la caisse et des organes qu'elle renferme, de la trompe d'Eustache, du pharynx supérieur, de l'oreille interne et je terminerai la série de nos conférences par la région mastoïdienne et la technique opératoire de la trépanation, suivant dans mon exposé la division anatomique de l'organe de l'ouïe.

Pour vous rendre compréhensible l'étude de la partie anatomique, je ferai passer devant vos yeux les planches dont se sert M. le professeur Politzer de Vienne.

MODES D'EXAMEN.

Je ne vous indiquerai aujourd'hui que les grandes lignes de l'examen auriculaire, me réservant d'entrer dans

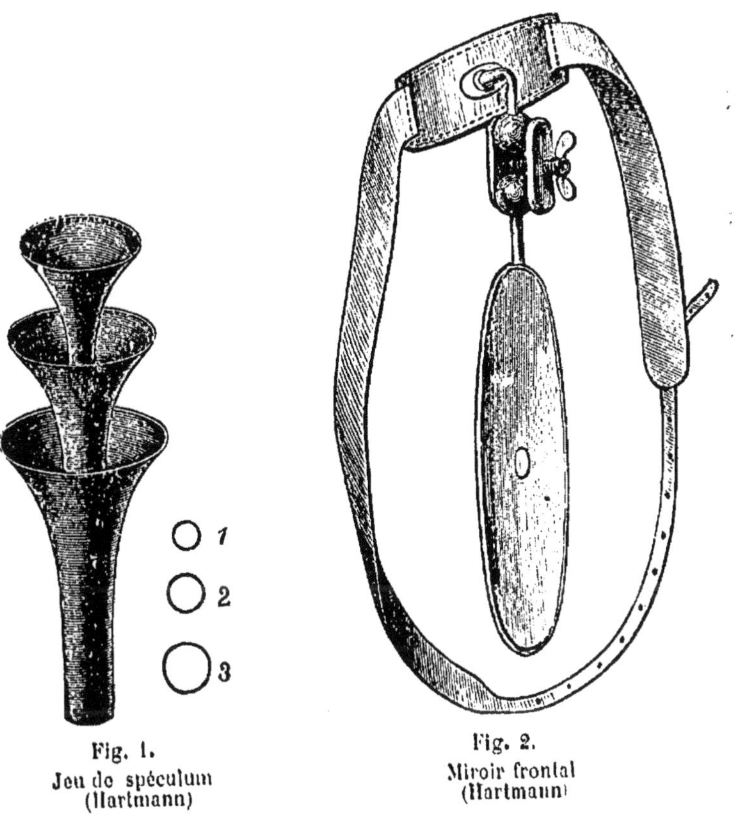

Fig. 1.
Jeu de spéculum (Hartmann)

Fig. 2.
Miroir frontal (Hartmann)

les détails nécessaires à chaque organe en en étudiant la pathogénie.

Les instruments dont vous avez à vous munir sont :

1° Un bon éclairage,

2° Un jeu de spéculum,

3° Un miroir.

Par un temps clair et à plus forte raison par un beau soleil, la lumière artificielle peut être avantageusement remplacée par les rayons solaires.

La lampe employée à vous fournir la lumière artificielle doit être munie d'un réflecteur destiné à amener la concentration des rayons lumineux vers un point unique, l'oreille.

Vous devez avant tout examen, procéder à un interrogatoire du malade :

Rechercher :

La date des débuts de la lésion pour laquelle il se présente à vous ;

La cause ;

Les maladies antérieures générales ou locales dont il a été atteint ;

Les antécédents héréditaires ;

La profession.

Vous informer :

Avec quelle rapidité ont évolué les symptômes.

Du timbre. Des bruits subjectifs, qui, vous le verrez par la suite, ont une importance capitale pour le diagnostic différentiel.

Pratiquer :

La mensuration de l'acuité auditive à la montre et à la parole ; et enfin vous rendre compte de la perception crânienne au diapason :

En un mot vous devez vous comporter dans l'interrogatoire et dans l'examen préliminaire de votre malade absolument comme vous le faites lorsque vous prenez une observation dans vos services hospitaliers.

Ces renseignements obtenus, vous le faites asseoir près de vous, dans le champ visuel des rayons lumineux projetés par l'éclairage.

Vous introduisez avec précaution le spéculum, en ayant soin d'attirer le pavillon en haut et en arrière pour rendre le conduit auditif externe rectiligne.

L'introduction du spéculum ne doit amener aucune sensation désagréable.

Parfois chez quelques sujets nerveux, on provoque dès que les bords du spéculum viennent en contact avec les parois du conduit, une quinte de toux due à l'irritation du rameau auriculaire du pneumo-gastrique.

Passez outre; la quinte est toujours passagère et ne sera jamais un obstacle à vos investigations.

Le spéculum doit être poussé lentement pour qu'aucun des segments du conduit ne passe inaperçu.

Vous devez avoir à votre disposition trois spéculums de grosseurs différentes, car le diamètre du conduit varie d'une extrême petitesse à une largeur démesurée.

Le spéculum introduit, vous concentrez, au moyen du miroir, les rayons lumineux vers la portion évasée qui est restée au dehors; puis vous le dirigez en bas, en haut, en avant et en arrière, pour qu'aucune des parties profondes n'échappe à votre regard.

C'est moins en enfonçant le spéculum qu'en le déplaçant, que les divers segments du conduit et de la membrane du tympan s'offriront successivement à votre vue.

Vous pouvez employer indistinctement le miroir frontal, ou le miroir muni d'un manche qu'on tient de la main droite; mais je préfère vous conseiller le spéculum de Brunton qui est d'un maniement plus facile en ce sens que les rayons lumineux viennent d'eux-même se concentrer dans l'entonnoir, et qui de plus a l'avantage de grossir les images. Son emploi doit être cependant exclusivement réservé à l'examen, toute opération chirurgicale nécessite celui du miroir et du spéculum ordinaires.

Au cas où vous rencontreriez dans le conduit auditif externe un corps étranger, mince, d'un petit volume, (desquamations épidermiques, accumulation partielle de cérumen, pus, etc...) qui vous cacherait un des segments des organes à explorer, il faudrait immédiatement retirer le spéculum et pratiquer au moyen de l'injecteur en caoutchouc, une injection de propreté. En négligeant cette précaution, vous vous exposeriez, soit à faire une erreur de diagnostic, soit à laisser passer inaperçue une des lésions existantes.

Dès que vous avez constaté l'état du conduit, vous devez vous occuper de celui de la membrane, mais en ne perdant pas de vue que la longueur totale du conduit, variable du reste comme ses autres dimensions, oscille entre deux et trois centimètres ; vous ne devez pas enfoncer le spéculum au delà d'un centimètre 1/2 sous peine de rendre sa présence insupportable.

Avant tout il est nécessaire d'aller à la recherche d'un point de repaire.

Je vous engage à prendre, non pas comme le conseillent quelques auteurs le triangle lumineux, parce que dans bien des états pathologiques il peut manquer, mais bien l'apophyse du marteau.

Elle apparait au milieu du disque gris pâle qu'a l'aspect de la membrane du tympan, sous forme d'une petite saillie blanche située en avant et en haut et se continuant avec le manche qui vient se terminer à la partie centrale.

Dès que votre point de repère est trouvé, il faut s'assurer.

1° De la couleur de la membrane, qui, si elle a perdu son éclat normal peut être remplacée, soit par une hypérémie partielle ou totale, soit par une coloration sombre limitée ou généralisée, signe habituel des exsudats de l'oreille moyenne, soit encore par des dépôts calcaires disséminés çà et là sur sa surface ; soit enfin par l'hypertrophie de sa couche cutanée ou de sa couche fibreuse.

2° De son intégrité, et rechercher s'il n'existe en aucuns points de sa surface, des solutions de continuité anciennes ou récentes.

3° De sa courbure.

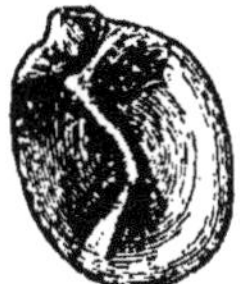

Fig. 3.
Membrane du tympan avec manche du marteau et triangle lumineux (Hartmann).

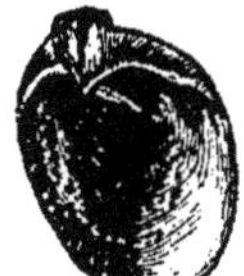

Fig. 4.
Membrane du tympan épaissie. (Hartmann).

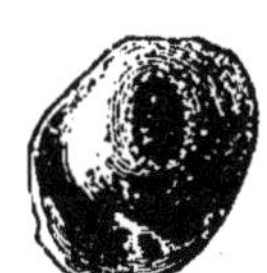

Fig. 5.
Membrane du tympan avec plaque calcaire (Hartmann).

A l'état normal, elle est à peu près plane, à l'état pathologique, pour prendre les deux extrêmes, elle peut être *concave* si elle n'est pas pressée également, du côté de sa face interne, par l'air contenu dans la caisse, et du côté de sa face externe par l'air atmosphérique.

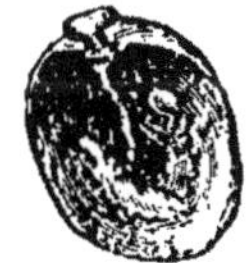

Fig. 6.
Membrane du tympan avec anomalie de courbure (Hartmann).

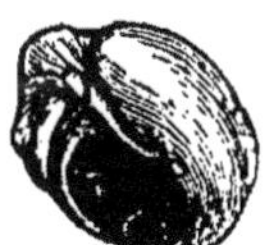

Fig. 7.
Membrane du tympan avec perte de substance (Hartmann).

Cet état témoigne que sous l'influence d'un état pathologique particulier sur lequel nous reviendrons plus tard, la trompe d'Eustache ne peut remplir ses fonctions physiologiques qui consistent à aérer l'oreille moyenne.

Convexe. Si la caisse est remplie d'un exsudat muqueux, séreux ou purulent dont l'effet mécanique est de la refouler en dehors.

Pour faciliter la description des lésions qu'on constate, il est d'usage de diviser la membrane du tympan en segments d'après deux lignes virtuelles, l'une verticale, et l'autre horizontale, la partageant en quatre parties égales.

Ils ont respectivement reçu les noms de segment antéro-supérieur, postéro-supérieur, antéro-inférieur, postéro-inférieur.

La membrane inspectée dans ses moindres détails, il sera nécessaire de vous assurer de son degré de mobilité au moyen du spéculum de seigle.

C'est une pompe aspirante et foulante qui imprime au tympan et à la chaîne des osselets, des mouvements de va-et-vient.

L'exagération de la mobilité est un signe d'atrophie, la diminution, un signe d'hypertrophie de l'une ou de l'autre, voire de la totalité de ses couches.

Lorsqu'il existe une perforation de la membrane avec écoulement, l'examen visuel est insuffisant pour se rendre un compte exact des altérations de la caisse.

Il faut en explorer les parois accessibles avec le stylet mousse :

Son emploi exige une longue habitude, une grande habileté de main, et des précautions sans nombre.

Dans aucun cas, il ne doit être introduit sans l'aide d'un très bon éclairage.

Il doit être courbé à angle obtus pour que l'ombre de

la main qui le dirige n'empêche pas les rayons lumineux de pénétrer dans le conduit.

Le catéthérisme de la trompe d'Eustache doit être pratiqué chaque fois qu'on constate un défaut de courbure de la membrane du tympan. Il permet de se rendre compte de l'état de la trompe et de la caisse.

Nous reviendrons au moment opportun sur sa technique opératoire.

Pour peu que la trompe soit atteinte, il est indispensable de s'assurer de l'état des premières voies respiratoires par l'examen de la gorge et la rhinoscopie postérieure.

En étudiant les végétations adénoïdes je vous enseignerai son mode d'application.

Lorsqu'une inspection minutieuse de l'appareil transmetteur ne vous aura pas fourni les indications nécessaires au diagnostic, et que vous soupçonnerez par conséquent une altération des parties profondes de l'organe auditif, vous devez, avec le diapason, rechercher le degré de perception auditive crânienne et aérienne.

La première épreuve consiste à appliquer sur une partie quelconque de la boîte crânienne un diapason mis au préalable en vibrations.

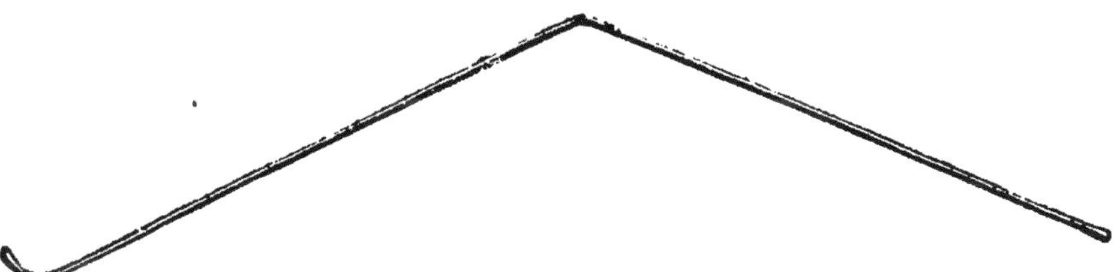

Fig. 8.
Stylet mousse recourbé (Hartmann).

Le son par l'intermédiaire des os du crâne et des filets nerveux se transmet à l'appareil récepteur du son.

Sans entrer pour l'instant dans de plus amples détails, qu'il vous suffise de savoir, que dans toutes les altérations de l'appareil transmetteur, les vibrations du diapason sont mieux et plus longtemps perçues du côté malade ;

Et qu'au contraire l'intensité de leurs vibrations ainsi que leur durée, sont moindres du côté affecté dans les affections labyrinthiques, à moins qu'elles ne soient compliquées d'un état anormal de l'appareil transmetteur.

La seconde consiste à approcher et à éloigner alternativement de l'oreille des diapasons de hauteur différente pour se rendre un compte exact de la perception respective des sons graves et aigus.

J'emprunte au traité d'Hartmann que la traduction de mon ami le docteur Potiquet a vulgarisé en France les résultats cliniques de ses expériences avec le diapason.

1° Lorsqu'il y a diminution à peu près égale pour toutes les notes, de la durée de la perception aérienne, on peut soupçonner une lésion de l'oreille moyenne ou de l'oreille interne, mais dans le premier cas, l'audition par les os est bonne, et mauvaise dans le second.

2° Lorsque la perception aérienne est mauvaise pour les notes graves, meilleure pour les notes aiguës, et que de plus pour les premières, la perception osseuse l'emporte sur l'aérienne, il y a probablement une ankylose de la platine de l'étrier dans la fenêtre ovale.

3° L'audition bonne pour les notes graves, mauvaise pour les notes élevées, avec diminution de la perception osseuse de ces dernières, témoigne d'une affection labyrinthique.

Cette dernière particularité existe d'après lui de préférence chez les artilleurs et les chaudronniers, et chez tous les individus dont l'organe de l'ouïe est exposé à subir les actions nocives des bruits forts et continus.

Le timbre des sensations subjectives éprouvées par le malade, vous fournira des éléments précieux qu'en aucun cas vous ne devez négliger.

Les bruits musicaux, bruits de cloches, sifflets de chemin de fer, etc..... se rencontrent dans les cas de lésions profondes, surtout lorsque les vertiges, ce qui est la règle, viennent s'y ajouter.

L'obstruction de la trompe d'Eustache donne naissance à un bourdonnement toujours le même qu'on peut considérer comme un symptôme pathognomonique.

Les malades le comparent, soit au bruit de la mer, soit au bruit qu'on perçoit lorsqu'on applique un coquillage contre l'oreille.

Les bruits d'échappement de vapeur dans le mot *djiiii* rend assez bien le timbre accompagnant les altérations de la chaîne des osselets.

Les bruits vasculaires, isochrones au pouls, et dont le timbre est comparable au bruit de souffle, ne sont pas en général un signe d'altération de l'organe de l'ouïe, ils témoignent plutôt d'une anémie profonde et on peut toujours momentanément les faire disparaître en exerçant une compression sur la carotide ou la jugulaire.

Ces données générales sont suffisantes pour vous permettre de procéder d'une façon rationnelle à l'examen des malades et de réunir les éléments nécessaires au diagnostic.

J'entrerai dans de plus amples détails en étudiant séparément chacun des organes qui constituent l'appareil auditif.

DU PAVILLON DE L'OREILLE

ANATOMIE

Le pavillon de l'oreille, attaché, comme vous le savez, sur les parois latérales du crâne est constitué par un cartilage, sur lequel se trouvent disséminées des saillies et des dépressions, tapissées ou comblées par du tissu fibreux et musculaire.

Sa face interne est convexe.

Sa face externe concave.

Ses dimensions sont diverses et tiennent indifférement à des conformations individuelles, au sexe ou à la race.

Sa configuration peut subir elle-même des différences d'aspect qui sont indistinctement la marque d'une nationalité ou d'une habitude.

On en voit de longs, de larges, de courts.

Les uns sont démesurément éloignés des parois latérales du crâne, les autres intimement rapprochés.

Ces anomalies diverses peuvent être aussi bien congénitales qu'accidentelles.

Certaines peuplades sauvages ont les lobules exagérément allongés par le poids des ornements qu'il est de mode d'y fixer.

Quelques coiffures féminines par la pression qu'elles exercent sur sa face externe l'applatissent et la déforment au point de juxtaposer pour ainsi dire sa face interne à la région mastoïdienne.

L'habitude qu'ont parfois les parents d'infliger comme punition à leur progéniture récalcitrante, cette correction que nous connaissons tous au moins de nom et qui se nomme « tirer les oreilles » a pour effet, non seulement d'amener un allongement du pavillon, mais encore d'augmenter notablement l'angle que fait son insertion avec le crâne.

Lavater avait établi quelques-unes des particularités de sa théorie sur la conformation du pavillon.

Le docteur Joux, en un très curieux article publié en février 1854 dans sa *Gazette des Hôpitaux* émettait la prétention de reconnaître à sa conformation seule, le caractère, l'intelligence, les vertus et les vices. Un pavillon bien attaché, élégant dans sa forme, harmonieux dans son ensemble, témoignait d'une nature d'élite et d'une intelligence supérieure.

Une oreille épaisse, avec des contours mal définis, large, colorée, commune en un mot, dénotait une nature vulgaire, livrée à des habitudes peu recommandables, et presque constamment vicieuse.

De plus il prétendait qu'aucun autre organe ne porte plus exactement le cachet héréditaire.

L'oreille de l'enfant serait la reproduction exacte de celle de ses ascendants, et il prétend avoir découvert des adultères en rapprochant la forme des oreilles des pères avec celles des enfants.

Sans aller aussi loin, il est incontestable qu'un pavillon bien dessiné se rencontre en général avec un joli visage.

Sa face externe a reçu les appellations suivantes :

La saillie la plus périphérique se nomme l'hélix.

Puis dans la direction du conduit auditif externe vient l'anthelix qui dans sa partie supérieure se bifurque pour former la fosse naviculaire.

Après lui et toujours dans la même direction se trouve une excavation appelée conque.

Sur son pourtour une saillie, l'antitragus. En avant du conduit, pouvant l'obturer au besoin à l'aide d'une compression légère un cartilage mobile, le Tragus.

Enfin le pavillon est terminé à sa partie inférieure par une partie charnue, le lobule de l'oreille.

La peau qui recouvre la portion cartilagineuse est très fine et a sa face externe intimement unie au cartilage sous-jacent.

Elle est plus lâche sur la face interne.

Parfois la face interne du tragus est recouverte de poils plus ou moins épais.

Les artères sont fournies à la surface interne par l'auriculaire postérieure, à l'externe par l'artère temporale.

Les nerfs ont diverses origines, facial, trijumeau et grand sympathique.

Cette dernière provenance explique pourquoi dans certaines affections gastriques, le pavillon est par moments le siège d'un afflux sanguin manifeste, quelquefois assez gênant pour que les malades comparent les sensations qu'ils éprouvent à celle d'une brûlure.

La section du grand sympathique produit une hypérémie très apparente du pavillon avec augmentation de la température locale.

Pathologie. — La pathogénie du pavillon relève autant de la pathologie générale que de celle de l'oreille, et ce n'est pas à proprement parler une étude spéciale que nous allons faire aujourd'hui.

Anomalies. — Les anomalies autres que les anomalies

de grandeur ou de forme que je vous ai déjà énumérées ressortent plutôt du domaine de la tératologie.

On a signalé l'absence totale du pavillon, on en a vu qui étaient doubles, d'autres bilobulés, d'autres encore qui prenaient leur insertion, sur le cou, l'épaule, la joue etc.

Othématome. — La seule affection particulière au pavillon, est l'othématome, les autres comme vous le verrez ne diffèrent pas des lésions similaires qui peuvent affecter indistinctement une surface quelconque du corps humain.

Décrit pour la première fois par Bird en 1833, mais ayant probablement existé de tout temps puisqu'on le trouve sur les statuts antiques des lutteurs et des athlètes célèbres, l'othématome ressemble comme aspect à une véritable bosse sanguine.

Il est du reste produit par la présence d'une extravasation sanguine entre le revêtement cutané et le cartilage.

Son lieu d'élection est la partie supérieure.

Son développement est variable, il peut atteindre le volume d'une noix, mais il ne dépasse pas en général celui d'une noisette.

Sa coloration varie suivant les couches dans lesquelles s'est produite l'extravasation.

Si l'épanchement s'est effectué entre les lamelles du cartilage, la peau a conservé sa coloration normale.

Elle sera au contraire rouge ou bleuâtre si le sang s'est épanché entre le cartilage et le revêtement cutané.

Sa consistance est variable :

Fluctuante tant que la contenance est liquide, elle ne tarde pas à devenir plus résistante lorsque la coagulation s'est produite.

On distingue deux sortes d'othématomes :

L'othématome spontanée.

Et l'othématome traumatiqu.

Le premier se rencontre chez les aliénés et chez les vieillards.

Chez les aliénés, on ne sait à quelle cause l'attribuer, quelques aliénistes ont émis l'opinion qu'il pouvait être dû à un traumatisme qui aurait passé inaperçu.

Chez les vieillards l'étiologie est plus facile à déterminer.

En effet les cartilages du pavillon subissent vers cinquante ans de véritables modifications trophiques, ils deviennent le siège d'une sorte de ramollissement caractérisé par une friabilité plus grande,et la présence de gros vaisseaux capillaires.

On conçoit combien plus facilement le sang peut, dans ces conditions, s'extravaser entre les lamelles cartilagineuses.

L'othématome traumatique est produit comme, son nom l'indique,par une violence extérieure, coups, contusions, etc.

Pas plus que son congénère il ne donne lieu à des symptômes subjectifs appréciables.

Parfois il disparaît spontanément, mais en laissant toujours à sa place une altération du cartilage, consistant en un épaississement plus ou moins volumineux, qui détermine une difformité à peine appréciable.

Le traitement chirurgical, le seul utile en l'espèce, consiste en une ponction évacuatrice, destinée à donner issue au liquide épanché.

Dans le cas de formation d'un caillot solide, la ponction ne suffit pas à produire l'affaissement de la tumeur. Une incision et le grattage avec la curette sont nécessaires.

L'intervention chirurgicale ne rend jamais aux tissus affectés leur consistance primitive.

Un léger épaississement persiste, et la partie supérieure du pavillon ne reconquiert pas son élasticité normale.

La trace de l'othématome sans être gênante reste indélébile.

Lésions du lobule. — Le lobule est le siège d'une affection particulière au sexe féminin.

L'habitude des boucles d'oreilles nécessite, comme vous le savez, une perforation du lobule pour que ces ornements puissent y être fixés. Le frottement que provoque ce qu'en langage technique on appelle la brisure, amène des petites ulcérations et de véritables poussées eczémateuses.

La plupart du temps, ces petits inconvénients disparaissent en supprimant momentanément la boucle d'oreille, mais chez certains tempéraments lymphatiques ou eczémateux, la récidive se reproduit à chaque tentative nouvelle, et pour peu qu'on persévère, le petit pertuis primitif devient une véritable dentelure très disgracieuse.

N'hésitez pas dans ce cas à conseiller la suppression radicale de ces objets de coquetterie.

Eczéma. — A l'état aigu l'eczéma donne au pavillon un aspect particulier.

Il est rouge, gonflé, parsemé de vésicules. Dès qu'elles se rompent, il en découle une sérosité qui forme un revêtement croûteux d'une épaisseur variable.

Rarement l'eczéma reste limité au pavillon seul, il ne tarde pas à envahir la joue, le conduit auditif externe et parfois le cuir chevelu.

Il a une tendance marquée à la récidive, mais sous l'influence d'un traitement approprié, chaque poussée guérit très rapidement.

Localement, tant que les vésicules n'ont pas donné issue au liquide qu'elles contiennent, il faut se contenter de saupoudrer de poudre d'amidon la surface atteinte, et de la laver avec une décoction tiède de têtes de camomille.

Plus tard, quand les croûtes sont formées, vous vous trouverez bien de l'application de vaseline boriquée. Parfois elles ont une épaisseur telle qu'il sera nécessaire au préalable de les faire tomber au moyen de cataplasmes de fécule laissés en permanence jusqu'à nettoyage complet.

Le traitement général ne doit en aucun cas être négligé et c'est à l'arsenic, soit sous forme de teinture, de solution ou d'eaux minérales que vous devrez avoir recours.

Vos malades retireront de bons avantages d'une saison à Royat ou à la Bourboule.

Ils devront aussi se garantir les oreilles contre l'action toujours néfaste d'un froid trop vif.

Chez les hommes, cette précaution n'est pas toujours facile à obtenir, mais vous pourrez recommander aux femmes de porter des chapeaux à brides.

Le sexe pas plus que l'âge ou la profession ne semblent avoir une influence sur la production locale de cette dermatose.

Il est nécessaire de prescrire un régime sévère, le moindre écart suffira parfois pour amener une poussée nouvelle.

Vous devez proscrire de l'alimentation : le gibier, le poisson de mer, les crustacés, le porc, les fromages forts, les fraises, etc...

Malgré toutes ces précautions, les récidives sont fréquentes.

Au début la poussée aiguë peut être confondue avec l'érésipèle.

L'examen à la loupe, en permettant d'apercevoir les vésicules à l'état naissant, fournira les éléments du diagnostic.

Syphilis. — La syphilis, à toutes ses périodes, peut exercer des ravages sur le pavillon.

Je me réserve, dans une de nos conférences où j'étudierai l'action de la syphilis sur l'organe de l'ouïe, de vous signaler en détail les particularités que cette diathèse accidentelle peut exercer sur l'oreille.

Aujourd'hui je me contenterai d'effleurer le sujet.

Chancres. — Les chancres du pavillon sont rares, j'en ai cependant observé plusieurs cas.

Je me rappelle l'observation d'un malade atteint de chancre du pavillon qui avait été occasionné par la morsure d'un individu affecté de plaques muqueuses.

Il y avait eu une perte de substance énorme, la moitié du lobule, les parties terminales de l'hélix et de l'anthélix avaient été détruites ; l'ulcération s'étendait jusqu'au tragus.

Le fonds,de couleur grisâtre était recouvert de croûtes épaisses.

Les bords étaient irréguliers et jaunâtres.

L'induration, en raison de la surface cartilagineuse, sur laquelle était situé le chancre, était impossible à constater.

Les régions sous-maxillaire et parotidienne étaient le siège d'une pléiade ganglionnaire qui n'aurait laissé aucun doute sur la nature de l'affection, s'il y en avait eu un ? possible.

Syphilides. — Les syphilides sont communes et sont mentionnées dans tous les traités classiques.

Il en est qui semblent avoir une prédilection pour la partie du lobule sur laquelle repose la boucle d'oreille chez la femme (Després, Constantin Paul).

Elles ne se distinguent en rien des syphilides en général et peuvent revêtir tous les types connus depuis la syphilide papuleuse jusqu'à la tuberculo-ulcéreuse.

Gommes. — Les gommes, sans être communes, se rencontrent parfois. Elles ont été très bien décrites par M. le professeur Fournier dans ses leçons de Lourcine, en 1876.

Comme toutes les gommes, on peut les définir : une tumeur solide se ramollissant, s'ouvrant et aboutissant à un ulcère cutané.

C'est sur l'oreille, dit M. Fournier, « qu'elles déterminent des déformations étonnantes. Lorsque le pavillon de l'oreille devient le siège d'une gomme, il est d'abord turgide, résistant, puis il s'épaissit, se gonfle démesurément, et pour obéir à cette tuméfaction progressive, déroule ses ondulations régulières, s'aplatit ou se contourne de la façon la plus bizarre. J'avais dans une de mes salles ces dernières années deux malades affectées de syphilides gommeuses confluentes de l'oreille; et de ces malades, l'une avait l'oreille démesurément hypertrophiée, doublée de volume et d'étendue gigantesque, mais conservant néanmoins dans des proportions énormes l'aspect et la physionomie d'une oreille normale. Sur la seconde le pavillon s'était déroulé et applati complètement; ce n'était plus une oreille, c'était un lambeau de chair informe, plat, semblable à une saucisse. »

Les lésions de cet ordre ont pour conséquences, même après cicatrisation, d'amener des pertes de substance et des difformités irrémédiables.

Diagnostic. — On peut confondre la gomme du pavillon avec le chancre syphilitique et l'épithélioma.

Ces trois affections ont une conformité d'apparence qui rend parfois le diagnostic différentiel très difficile.

C'est surtout avec les commémoratifs et les altérations

de voisinage qu'il faudra constituer les éléments de la diagnose.

Le chancre pourra se reconnaître, grâce à la concomitance d'accidents secondaires buccaux ou cutanés.

L'épithélioma, par sa marche et les antécédents eczémateux de la région.

La gomme, grâce à l'aveu d'une syphilide ancienne.

Traitement. — Le traitement doit consister localement en pansements à l'emplâtre de Vigo.

A l'intérieur il ne faut pas hésiter à prescrire le traitement mixte, iodure de potassium à hautes doses et frictions mercurielles ou pilules de proto-iodure d'hydrargire.

Si la gomme est ulcérée, vous devez chaque jour procéder à un lavage antiseptique minutieux avec une solution boriquée tiède.

La guérison est la règle pour peu que le traitement ait été prescrit et suivi.

Lupus. — Le lupus envahit de préférence le lobule. Il se rencontre communément. J'en ai observé des cas nombreux à l'hôpital St-Louis dans le service de mon maître et ami M. le Dr Vidal.

Au début il se présente sous forme d'un tubercule induré dont le volume et l'étendue sont variables.

La peau de couleur violacée a perdu sa souplesse.

Toute la région est indolore, et une compression même énergique n'arrive pas à amener une sensibilité douloureuse.

Parfois le tubercule n'occupe pas le lobule tout entier, mais on voit disséminées çà et là sur sa surface des nodosités qui ne sont autres que des tubercules à l'état naissant.

Si un traitement approprié ne vient pas en enrayer la

marche ils ne tardent pas à envahir le pavillon tout entier.

Il est indispensable d'instituer aussi près que possible du début, le traitement classique. On a des chances d'éviter ainsi l'invasion du cartilage et la difformité consécutive.

J'ai vu chez M. Vidal des résultats très satisfaisants obtenus au moyen des scarifications. Elles ont le grand avantage de ne pas être très douloureuses, et de ne pas immobiliser le malade qui peut, après la scarification, aller à ses occupations ordinaires.

Chez certains sujets très nerveux qui ont une sensibilité cutanée exagérée, la scarification doit être précédée d'une vaporisation d'éther.

Elle détermine une anesthésie passagère qui permet d'avoir le patient immobile tant que dure l'intervention chirurgicale.

Pour être efficace, et en cela le lupus de l'oreille ne diffère pas de ses congénères des autres régions, la scarification doit dépasser la zone des tissus indurés et atteindre la zone normale.

L'hémorragie n'est jamais ni inquiétante, ni abondante, et l'opération terminée, il suffit d'une compression digitale, la place préalablement recouverte d'ouate phéniquée, afin d'empêcher toute infection, pour arrêter instantanément l'écoulement sanguin.

N'oubliez pas: que le lupus est sujet à des récidives fréquentes;

Que l'affection est d'autant plus facilement curable que les scarifications auront pu être faites le plus près possible du début.

Engagez surtout vos malades à surveiller attentivement l'état de leur oreille, pour qu'on puisse rapidement intervenir dès que la moindre nodosité réapparaît.

Cancer. — Le cancer, sans être commun, se rencontre parfois.

En 1879 M. Lafargue a donné dans sa thèse inaugurale une bonne étude des tumeurs malignes du pavillon.

Plus tard en 1882, M. Treillet a repris le même sujet et a donné plusieurs observations inédites.

Son étiologie est assez obscure, il semblerait cependant, d'après les observations de M. Treillet, qu'il succéderait souvent aux poussées successives d'eczéma, d'impétigo ou de psoriasis.

Il est caractérisé par une ulcération qui si elle est parfois régulière et arrondie, peut être aussi à bords déchiquetés et dentelés.

Les bords sont indurés.

Le fonds de l'ulcération, rouge, violacé ou grisâtre est recouvert d'un liquide sanieux. Elle tend à gagner en largeur et en profondeur.

On peut très facilement confondre le cancer du pavillon avec le chancre induré :

Même aspect ;

Même sensation au toucher ;

Même marche envahissante.

Aussi est-il de toute nécessité, avant d'intervenir chirurgicalement, de réunir tous les éléments du diagnostic différentiel, et c'est surtout dans les antécédents et les lésions concomitantes qu'il faut les rechercher.

Parmi les antécédents, les poussées successives d'eczéma plaideront en faveur de l'épithélioma.

Il faut s'assurer s'il n'existe pas de syphilides soit sur la peau, soit sur les muqueuses, et en supposant qu'on ne trouve rien de semblable, il faudrait encore, avant de pratiquer l'amputation de la partie affectée, attendre pendant quelques semaines leur éclosion.

Dans l'un et l'autre cas les ganglions sous-maxillaires et parotidiens subissent une hypertrophie notable.

La durée de l'ulcération constitue seule un symptôme pathognomonique.

Vous savez en effet que le chancre finit toujours par se cicatriser, même sans traitement, tandis que l'ulcération cancéreuse gagne constamment et d'une façon continue en largeur et en profondeur.

Il est même des cas où cette marche envahissante, est désespérante par sa rapidité.

Sédillot a publié une observation d'épithélioma où,en trois semaines le pavillon avait été complètement détruit. Aussi les règles de la conduite à tenir en pareil cas ne sont pas faciles à nettement formuler.

On peut cependant dire qu'on a tout avantage à retarder l'intervention chirurgicale, car il serait véritablement cruel d'infliger au malade une difformité comme celle qui résulte de l'amputation de l'oreille pour une lésion spécifique que le temps et les soins suffiraient à guérir.

Traitement. — On a employé comme traitement les cautérisations et l'extirpation. A tous égards la dernière est préférable ; non seulement parce qu'on limite mieux son action, mais encore parce qu'avec les moyens antiseptiques dont on dispose, la cicatrisation se fait moins attendre.

L'amputation doit être largement pratiquée.

Rappelez-vous que les ablations partielles sont insuffisantes et qu'elles favorisent l'extension du mal.

Les récidives, comme pour toutes les lésions de ce genre, sont fréquentes.

Si le malade est cachectique ou si l'engorgement ganglionnaire a atteint un volume considérable, il vaut mieux ne pas intervenir.

Engelures. — Chez les enafnts lymphatiques, l'impression du froid détermine sur le pavillon une irritation cutanée parfois très douloureuse.

Elle se manifeste par une rougeur vive qui disparaît à la pression.

Le pavillon est le siège de picotements douloureux, de démangeaisons désagréables avec une sensation de brûlure manifeste.

Les engelures reviennent généralement tous les hivers et leur récidive ne cesse qu'au moment de la puberté.

Il n'existe pas de traitement curatif proprement dit. Les onctions à la vaseline boriquée soulagent parfois les malades, mais le seul moyen préventif est de garantir le pavillon contre les atteintes d'un froid vif avec des oreillettes en drap chaud.

Cette étude serait incomplète si je ne mentionnais pas les dépôts calcaires, qui se rencontrent sur les pavillons des goutteux. Ce sont de véritables tophus qui ne gênent en rien le malade et contre lesquels il n'y a pas de traitement local à instituer.

CONDUIT AUDITIF EXTERNE

Anatomie. — Le conduit auditif externe est un cylindre de 2 centimètres 1/2 de longueur environ et d'un centimètre de diamètre, cartilagineux dans son tiers externe, et osseux dans ses deux tiers internes.

Il est séparé de l'oreille moyenne par la membrane du tympan.

Oblique en avant et en bas, il peut être rendu momentanément rectiligne si on a soin de tirer le pavillon en arrière et en haut.

Cette manœuvre est indispensable pour favoriser l'introduction du spéculum.

La peau qui recouvre la portion cartilagineuse renferme des petites glandules qui secrètent le cérumen.

A son extrémité interne, près de la membrane du tympan, il existe une sorte d'infundibulum dans lequel se logent les corps étrangers accidentellement introduits.

Le conduit osseux n'existe pas chez le nouveau né et ne se développe que dans les premières années de la vie.

Retenez cette particularité anatomique qui vous permettra d'expliquer la présence du pus dans les parties superficielles de la région mastoïdienne chez les tout jeunes enfants atteints de suppuration du conduit.

La collection purulente ne rencontrant aucune résistance, peut fuser entre les anneaux cartilagineux et s'étendre sous la couche cutanée de l'apophyse mastoïde.

Un rameau du récurrent vient se terminer dans la couche épidermique du conduit.

La très légère irritation que provoque sur ce filet nerveux l'introduction du spéculum, suffit parfois pour amener une toux réflexe.

Ces données anatomiques, quoique très brèves, sont suffisantes pour vous permettre de comprendre les divers états pathologiques du conduit que je vais vous énumérer et vous décrire.

Corps étrangers. — Les corps étrangers du conduit, s'observent très communément.

Il en est de deux sortes :

1° les physiologiques ;

2° les accidentels.

Les premiers sont formés par l'accumulation du cérumen et ont reçu le nom de bouchons de cérumen.

Bouchons de cérumen. — Abstraction faite des atrésies congénitales ou acquises du conduit auditif externe et de certaines dermatoses chroniques sur lesquelles en leur temps j'appellerai votre attention, l'accumulation cérumineuse reconnait dans la majorité des cas la malpropreté pour cause. Remarquez bien que je ne dis pas la totalité. Il existe en effet certaines prédispositions individuelles, dont, malgré mes recherches, je n'ai pu jusqu'ici, déterminer les origines, qui favorisent la formation et l'accumulation du cérumen.

Dans un laps de temps restreint, et cela d'une façon régulière, on voit des gens du monde qui prennent de leur personne des soins raffinés, et qui, tous les huit ou dix mois ont des accumulations cérumineuses d'un volume suffisant pour altérer leur audition.

Ces cas sont évidemment exceptionnels, mais méritent néanmoins d'être signalés à votre attention.

Les désordres que provoquent les bouchons de cérumen sont locaux et généraux.

Localement la surdité est la règle; elle est proportionnée au volume du corps étranger et s'accompagne la plupart du temps de sensations subjectives.

Les ondes sonores pouvant toujours, dans une certaine mesure, se transmettre à travers un corps solide, la surdité n'est dans aucun cas complète.

La sécrétion quotidienne des glandes cérumineuses étant minime, l'accumulation ne pouvant par conséquent s'opérer que lentement, il semblerait *à priori* que la surdité qui en découle doive suivre une marche analogue.

Cependant, particularité à noter, elle est toujours subite.

De plus, elle survient presque constamment dans les mêmes conditions.

Les malades racontent que c'est à table, en mangeant, qu'ils ont perdu brusquement l'ouïe, en faisant un faux pas, en descendant les marches d'un escalier, en plongeant, en s'introduisant de l'eau dans l'oreille, etc....

Cette anomalie apparente trouve son explication dans le mode même de l'accumulation du cérumen.

En effet les glandes cérumineuses sécrétant lentement, c'est lentement que s'opère la diminution du diamètre du conduit auditif externe. Tant qu'il reste une ouverture, si minime soit-elle, les ondes sonores peuvent arriver jusqu'à la membrane du tympan et être transmises par elle. Mais que sous l'influence d'une des causes que je viens de vous indiquer, les molécules cérumineuses bouchent cette ouverture en s'agglutinant, la transmission des ondes sonores se trouve interceptée et la surdité se produit.

Symptômes généraux. — Les symptômes généraux sont multiples, et ils sont parfois d'une acuité telle qu'ils font croire à des lésions graves.

Ce sont tantôt des vomissements, tantôt des vertiges, voire des syncopes avec perte de connaissances qui sont dus à la compression qu'exerce le bouchon de cérumen sur l'oreille interne par l'intermédiaire de la membrane du tympan et de la chaîne des osselets.

Supposez que sous l'influence d'une cause directe, comme l'introduction d'un instrument dans l'oreille ; ou d'une cause indirecte comme un faux pas ou simplement l'action de la pesanteur, le bouchon de cérumen vienne s'appliquer contre la membrane du tympan ; celle-ci en raison de son élasticité très grande tend à se rapprocher de la face interne de la caisse.

La chaine des osselets la suivant dans tous ses mouvements, et principalement dans ses mouvements en dedans, subit un déplacement identique qui a pour effet immédiat d'enfoncer la platine de l'étrier dans la fenêtre ovale, et d'amener une pression exagérée du liquide de l'oreille interne.

Les signes de la compression labyrinthique (vertiges, vomissements, syncopes, etc...), surviennent aussitôt, et peuvent donner lieu à des méprises regrettables.

Vous voyez en effet par l'énumération seule des symptômes que cette compression amène, combien il peut être difficile à un moment donné de la différencier de certaines affections cérébrales, d'autant qu'ils peuvent momentanément disparaître (soit avec la cause qui les a fait naître, soit parce qu'une pression en sens inverse se sera produite et aura ramené la membrane dans sa situation normale), pour revenir plus tard, sous l'action des mêmes influences.

J'ai vu dans cet ordre d'idées un cas type que je vous demande de résumer en quelques mots.

En 1880, je fus consulté par un homme de 35 ans, mexicain d'origine, sourd depuis 10 ans et depuis 10 ans sujet à des vertiges qui allaient parfois jusqu'à la perte complète de connaissance.

Toutes les médications tentées avaient échoué, et les diagnostics les plus divers aboutissaient tous au même pronostic grave. Un double bouchon de cérumen était la cause unique des vertiges, et leur ablation suffit pour débarrasser à jamais le malade. Inutile d'ajouter que l'examen de l'oreille n'avait jamais été pratiqué.

Vous n'observerez ces complications que dans les cas où la masse cérumineuse sera demi-liquide, c'est-à-dire facile à déplacer.

Lorsque le cérumen est consistant, qu'il fait corps avec la peau du conduit, comme chez les exzémateux par exemple, il ne se produit jamais que des manifestations locales.

Le volume du corps étranger n'est pas le seul facteur de l'intensité des phénomènes locaux ou généraux.

Le diamètre du conduit joue un rôle important dans leur production.

En cas d'atrésie, il suffit souvent d'une masse cérumineuse presque insignifiante pour amener la surdité.

Je donne depuis plusieurs années mes soins à un homme affecté d'exostoses multiples du conduit gauche, qui a de ce fait une atrésie presque complète de ce côté et chez lequel un bouchon de cérumen de la grosseur d'une tête d'épingle suffit pour intercepter les ondes sonores.

Diagnostic. — Le diagnostic est facile et plus facile encore est le traitement.

Il n'est pas d'exemple où la masse cérumineuse ait passée inaperçue, lorsque l'examen local a été pratiqué rationnellement et minutieusement.

Vous avez pu vous rendre compte dans les examens que nous avons pratiqués ensemble, de la netteté avec laquelle on la distingue dans le champ du spéculum.

Elle apparaît sous forme de magmas brun jaunâtre, de consistance solide ou demi-liquide, et occupant tout ou partie du conduit auditif externe. Chez les eczémateux elle est souvent recouverte de desquamations épithéliales qui lui donnent une teinte grisâtre, et à un examen superficiel on pourrait la prendre pour une membrane du tympan altérée.

Traitement. — Le traitement du bouchon de cérumen se réduit à l'enlever.

On y parvient au moyen d'injections tièdes, pratiquées, soit avec la seringue à hydrocèle, soit avec l'injecteur en caoutchouc.

Avant de faire la moindre tentative d'extraction, il est utile de le soumettre à un ramollissement prolongé pendant 24 heures au moins, à l'aide de bains d'oreille à la glycérine ou à l'eau de savon tiède que le malade garde pendant quelques minutes en penchant la tête du côté opposé. Il faut les renouveler fréquemment pour que le liquide puisse bien pénétrer entre les parois du conduit et le corps étranger.

Ces préliminaires sont indispensables chez les eczémateux, chez les psoriasiques, dont les conduits sont en général remplis de desquamations épithéliales, qui font corps avec le bouchon et le lient intimement avec le revêtement cutané.

La connexion est parfois telle, que la surface épidermique toute entière est amenée au dehors en même temps que la masse cérumineuse. On dirait un boudin dont le contenu serait fourni par le cérumen et le contenant par la peau du conduit même.

L'extraction est dans ce cas extrêmement laborieuse et douloureuse.

Il n'est pas rare d'être obligé d'en renouveler les tentatives pendant plusieurs jours, et de les faire précéder de bains d'oreille prolongés.

Les injections doivent être tièdes, pratiquées avec une certaine force et dirigées entre le bouchon et les parois du conduit, afin que la colonne de liquide, prenant un point d'appui sur la membrane du tympan, le projette plus facilement au dehors.

La compression exercée par le jet sur la membrane du tympan provoque quelquefois des troubles momentanés de l'équilibre qui peuvent aller jusqu'à la syncope.

Elle n'est jamais de longue durée, il suffit de mettre les malades dans la position horizontale pour les voir rapidement reprendre leurs sens.

Je proscris d'une façon absolue les tentatives d'extraction avec les pinces ou le cure-oreilles qui sont susceptibles, de déterminer sur le conduit ou la membrane, des traumatismes dont les conséquences sont quelquefois désastreuses.

Lorsque le bouchon est enlevé, il est nécessaire de laisser dans le conduit un tampon de ouate pendant 24 heures pour éviter une myringite *à frigore* toujours possible, le tympan étant déjà hypérémié par l'action de l'eau chaude.

La présence sur la masse cérumineuse des aspergillus en modifie très légèrement l'aspect en ce sens qu'elle le revêt d'une surface gris sale, mais le mode d'extraction reste le même.

Corps étrangers accidentels. — Les corps étrangers accidentels sont de deux sortes : les corps inertes et les corps vivants.

Ils se présentent chacun avec leur aspect particulier, et peuvent être innombrables dans leurs variétés.

Les plus communs sont les petites pierres, les perles, les noyaux, les grains de blés, etc...

Leur mode d'extraction est le même que celui des bouchons de cérumen. Avec de la patience et des injections répétées vous arriverez toujours à les entraîner au-dehors. Je vous recommande surtout de ne jamais vous servir de pinces, quand bien même il vous semblerait plus facile de saisir le corps étranger par ce procédé.

Ils sont innombrables les cas dans lesquels les tentatives d'extraction avec la pince ont provoqué non seulement la surdité, mais encore des accidents plus graves, et cela par un mécanisme bien facile à comprendre.

Les mors de la pince laissent fréquemment échapper le corps étranger qui pénètre alors plus profondément dans le conduit en raison de la projection imprimée.

Il devient alors plus difficile à saisir, on s'éclaire moins bien, on ne tarde pas à érailler la surface cutanée et à amener une petite hémorrhagie consécutive.

L'opérateur qui est généralement un médecin du voisinage ou le médecin de la famille, et dont les connaissances en otologie, si elles ne sont pas nulles, sont au moins très restreintes, agit alors complètement à l'aveugle et confond dans ses tentatives opératoires le conduit, le corps étranger, la membrane du tympan, voire les parois osseuses de la caisse.

J'ai vu chez de jeunes enfants, un véritable déchiquetage (passez-moi l'expression), du rocher et du nerf facial produit par des manœuvres maladroites de ce genre.

La conséquence était presque toujours la surdité totale et une otite purulente.

Les corps étrangers vivants sont en général de petits insectes, ou des vers à mouche qui se sont introduits dans l'oreille.

Ils peuvent, chez les jeunes enfants, donner lieu à des convulsions passagères en raison de leur mouvement sur la membrane du tympan.

Le meilleur mode de traitement consiste à les tuer en instillant dans l'oreille quelques gouttes de chloroforme, et à les chasser ensuite au-dehors au moyen d'injections tièdes.

Dermatoses. — Les dermatoses de l'oreille, sans avoir ni la fréquence, ni la variété de leurs congénères, atteignent cependant des proportions suffisantes pour mériter les honneurs d'une mention spéciale.

La statistique que je vous soumets et qui est le résultat de dix années de fréquentation assidue à l'hôpital St-Louis, des services de M. le Professeur Fournier et de M. le Docteur Vidal vous permettra d'en juger.

J'ai observé à l'examen otoscopique :

Des diabétides	1	fois.
Du purpura	1	—
De l'acnée verruqueuse	1	—
La lèpre	7	—
La sclérodermie	9	—
Des scrofulides	10	—
De l'ichtyose	10	—
Le lupus	37	—
Du psoriasis	103	—
De l'eczéma aigu ou chronique	509	—
Du zona	1	—

Je ne vous parle pas ici des lésions syphilitiques de l'oreille ; elles viendront en leur temps.

Les diabétides ne s'étaient pas étendues jusqu'au conduit, et cependant elles en avait provoqué une légère atrésie. L'ouïe n'était pas affectée.

Elles présentaient cette particularité, qu'à l'inverse des diabètes génitales qui sont généralement tenaces et sont loin de guérir à l'instar d'une éruption ordinaire, elles disparurent en un temps relativement court.

Le purpura et l'acnée verruqueuse, s'étendaient profondément dans le conduit auditif externe sans intéresser cependant la membrane du tympan. Elles n'offraient rien de particulier à signaler.

Les lépreux dont les fosses nasales présentaient des lésions très curieuses et très intéressantes avaient dans leurs conduits des tubercules à toutes les périodes ; chez quelques-uns dont la lésion était plus avancée, le conduit tout entier était rempli de croûtes et de pus concrété, dont l'ablation au moyen du grattage permettait d'apercevoir les tubercules ulcérés et affaissés.

La sclérodermie parait avoir une action plus directe sur l'organe de l'ouïe. Dans les neuf cas que j'ai observés ; indépendamment d'un épaississement marqué de la peau du conduit auditif externe, la couche cutanée de la membrane du tympan était nettement épaissie. Il en résultait une diminution sensible de l'acuité auditive.

Pour ne parler que des limites extrêmes, l'un des malades entendait la montre à 0m04, un autre à 0m60. Alors que 1m50 est la perception normale.

Les scrofulides qui siègent indistinctement sur le pavillon de l'oreille ou dans le conduit, provoquent une véritable suppuration du conduit auditif et doivent être traités comme les otites externes diffuses à leur période suppurative. Dans certains cas même, l'inflammation, après avoir gagné la membrane du tympan qu'elle perfore, s'étend jusqu'à la caisse et détermine une véritable otite moyenne suppurée.

Les lésions ichtyosiques du conduit ne diffèrent en rien des lésions cutanées.

Les élevures peuvent occuper tout le diamètre du conduit et la couche cutanée de la membrane, mais je n'ai jamais constaté, même chez les vieux ichtyosiques (l'un des malades observés âgé de 30 ans, avait eu toute sa vie de l'ichtyose) l'atrésie des conduits qu'on rencontre toujours chez les eczémateux chroniques.

Si le lupus du pavillon est commun, comme vous avez pu le voir lorsque nous avons étudié ensemble les altérations de cet organe, par contre celui du conduit est rare.

Je ne l'ai constaté qu'une fois sur les 37 malades atteints de lupus chez lesquels j'ai pratiqué l'examen otoscopique.

La femme qui en était atteinte et qui appartenait au service de M. le Professeur Fournier, était remarquable, si je puis m'exprimer ainsi, par la multiplicité de ses lupus, (c'était la variété tuberculeuse). Sans compter ceux de la face, elle en avait sur le pharynx, dans les fosses nasales, sur les paupières, les cornées, dans le conduit auditif externe et la caisse.

Celui de l'oreille avait l'aspect d'une grosse fongosité polypiforme, occupant la caisse et le conduit.

L'ablation eût été indiquée dans ce cas là, mais le nervosisme exagéré ainsi que le degré d'affaiblissement de cette malade m'empêchèrent de tenter une intervention chirurgicale. Je dois ajouter que pour elle, comparée aux autres lésions, celle de l'oreille lui paraissait quantité négligeable.

Le psoriasis de l'oreille ne présente aucune particularité qui le distingue du psoriasis cutané.

On constate dans les conduits, les élevures croûteuses caractéristiques qui se laissent facilement enlever en copeaux, mais elles ne donnent lieu à aucun symptôme particulier.

Dans quelques cas; les malades se plaignent de démangeaisons vives qu'on calme avec des badigeonnages à la vaseline cocaïnée à 10/00.

Eczéma. — De tous les exanthèmes, l'eczéma est sans contredit, celui dont on constate le plus fréquemment l'action sur l'organe de l'ouïe.

M. le professeur Fournier me disait un jour en une de ces phrases typiques qui gravent à jamais un fait dans l'esprit, que la syphilis aimait les fosses nasales, je puis en le parodiant vous dire que l'eczéma aime l'oreille.

Le nombre d'eczémateux qu'on est appelé à soigner est considérable, et cette particularité s'explique par ce fait qu'il est peu d'affections auriculaires aussi gênantes, et d'une récidive plus facile.

Pour vous en citer un exemple : je donne mes soins à un malade, chez lequel, le moindre excès alimentaire suffit pour déterminer une poussée nouvelle, et chose étrange il n'a jamais présenté d'éruption sur une autre partie du corps.

Décrire ici l'eczéma de l'oreille serait entrer dans le domaine de la dermatologie pure, car rien, ni dans son mode d'être ni dans sa marche ne le différencie de l'eczéma d'un des points quelconques du corps.

Je ne veux vous entretenir que des altérations qu'il détermine dans les parties profondes de l'organe auditif.

Dans le conduit, il provoque des lésions de voisinage qui en font très rapidement une affection complexe.

Le premier symptôme, et en même temps le plus constant, consiste en une démangeaison des plus vives.

On constate à ce moment une rougeur et un gonflement qui déterminent toujours un certain degré d'atrésie.

Les vésicules ne tardent pas à apparaître, envahissant parfois la couche cutanée de la membrane du tympan.

Elles ne diffèrent pas des vésicules ordinaires de l'eczéma et sont par cela même faciles à reconnaître.

Elles subsistent peu de temps, les malades éprouvant des démangeaisons incessantes les affaissent, les détruisent et les remplacent par des lésions de grattage.

Or comme l'épiderme du conduit est d'une sensibilité extrême et se laisse facilement enlever, la douleur vient s'ajouter aux démangeaisons, ce qui rend souvent la sitution vraiment intolérable.

Les coccus de la suppuration trouvant dans ce magma composé de sang coagulé, de sérosité, et de desquamations épithéliales, un terrain propice à leur développement; celle-ci ne tarde pas à survenir et quelquefois, mais rarement, la membrane du tympan s'étant ulcérée et perforée, l'inflammation gagne la caisse et une otite moyenne purulente vient compliquer la scène morbide.

Traitement. — Le meilleur traitement de l'eczéma de l'oreille, même à sa période la plus aiguë consiste à introduire dans le conduit auditif externe un tampon d'ouate proportionné à l'étendue des lésions et imbibé d'une solution de nitrate d'argent au 1/10.

Je pratique l'application de la façon suivante : Après avoir bien nettoyé le conduit auditif au moyen d'injections répétées d'eau tiède préalablement bouillie à 110 degrés pour la stériliser, j'introduis au moyen d'un porte-caustique, le tampon d'ouate imbibé de la solution et je fais le tampon suffisant pour que toutes les parois atteintes soient en contact avec lui.

Je le laisse en place 24 heures, et le lendemain ou le surlendemain au plus tard (car il arrive qu'on soit obligé de renouveler deux jours de suite la même manœuvre), le conduit a recupéré son diamètre normal ; l'atrésie a disparu ainsi que l'inflammation et les démangeaisons.

L'épiderme cautérisé se détache au bout de deux ou trois jours en desquamations noirâtres, et le malade est momentanément guéri.

Dès qu'une poussée nouvelle se reproduit, la même médication donne identiquement les mêmes résultats.

L'eczéma chronique ne se décèle que par la présence de copeaux épithéliaux, sans occasionner la moindre gêne. Il ne faut donc le citer que pour mémoire, car il n'est justiciable que d'un traitement général approprié.

Je dois néanmoins citer une déformation caractéristique et indélébile qu'on ne rencontre que chez les eczémateux.

C'est une atrésie du conduit auditif externe, qui peut varier depuis une légère diminution de son diamètre jusqu'à l'oblitération à peu près totale.

De plus il n'est pas rare dans ce dernier cas, plutôt exceptionnel du reste, de constater une diminution notable de l'acuité auditive, qui serait due, au dire de Politzer à une hypérémie consécutive de l'oreille moyenne et du labyrinthe, ainsi qu'à un gonflement simultané des muqueuses de la trompe et de la caisse.

Furonculose. — L'otite furonculeuse est à mon avis une des complications les plus fréquentes de l'eczéma du conduit, et je ne suis pas loin de penser que dans la grande majorité des cas, tout furoncle du conduit a eu pour point de départ une poussée eczémateuse qui est restée inaperçue. En ce qui me concerne il ne m'est jamais arrivé de constater un furoncle du conduit, sans avoir trouvé l'eczéma dans les antécédents du malade.

Je fais, bien entendu, abstraction des quelques cas rares où le malade a fait de la véritable auto-inoculation alors qu'il était atteint de furonculose sur un point quelconque du corps, mais je n'ai jamais trouvé, et sur ce fait j'insiste comme vous le voyez, de furoncle primitif du conduit, sans eczéma concomitant ou antérieur.

Les furoncles siègent en général dans la portion cartilagineuse du conduit, et ce sont les follicules pileux ou glandulaires qui sont primitivement atteints.

Leur inflammation est due à la présence des staphylocoques qu'on trouve en grande abondance si on examine au microscope le pus sécrété.

Les signes objectifs ne diffèrent pas sensiblement de ceux de la furonculose ordinaire. Suivant la grosseur du furoncle, le conduit est plus ou moins atrésié par une masse rougeâtre et mamelonnée qu'on peut apercevoir à l'œil nu sans avoir besoin de se servir du spéculum auris.

Les symptômes généraux n'offrent rien de spécial à signaler. Les symptômes locaux consistent :

1° En une douleur vive siégeant dans le fonds de l'oreille et qu'on exagère en exerçant une pression même légère sur le tragus ;

2° en une augmentation d'acuité de cette douleur lorsque le malade mastique.

Vous n'avez qu'à vous rappeler les rapports de l'articulation temporo-maxillaire avec le conduit auditif, pour comprendre combien doivent être exaspérées les souffrances du malade, lorsque le condyle du maxillaire inférieur vient exercer une compression sur le point du conduit où siège le furoncle.

Livrés à eux-mêmes, les furoncles de l'oreille ne se terminent jamais par résolution, et la suppuration s'établit au bout de quelques jours.

Il est bien rare que le malade ne fasse pas de l'auto-infection à la période suppurative, de sorte qu'on voit généralement une série de furoncles survenir.

Si au contraire, un traitement rationnel a pu être organisé dès le début, le processus change du tout au tout.

On peut dire que si livrée à elle-même il n'est pas d'affection plus tenace, il n'en est pas, par contre, de plus facile à faire avorter avec des soins opportunément appliqués.

C'est encore du nitrate d'argent dont je me sers. J'en avais déjà signalé les bons effets au congrès international de dermatologie en 1889, et depuis je n'ai eu qu'à me louer de son emploi. Je n'ai pas vu, depuis que je me sers de cet agent thérapeutique, un seul furoncle de l'oreille se terminer par suppuration, et ce n'est que dans l'infime minorité des cas que j'ai constaté une récidive.

Le mode d'application est le même que dans l'eczéma du conduit.

Je me suis souvent demandé comment agissait le nitrate d'argent en cette occurrence, et j'ai supposé, car en cette matière, l'hypothèse est toujours de rigueur, qu'il détruisait le staphylocoque en pénétrant dans les orifices des follicules pileux et glandulaires.

Une seule application suffit en général pour amener la guérison.

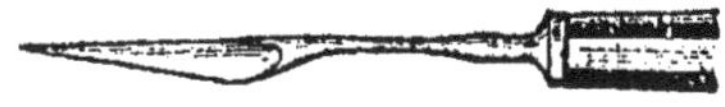

Fig. 9. — Bistouri pour l'oreille. (Hartmann)

Quelquefois, mais plus rarement, deux sont nécessaires.

Lorsque l'exsudat a déjà subi la transformation purulente, le nitrate d'argent n'agit plus et l'incision est indispensable.

Elle provoque ordinairement des douleurs consécutives très vives, que vous pourrez calmer avec des instillations de cocaïne.

J'ai l'habitude, en cas d'intervention chirurgicale, de laisser en permanence dans le conduit, en le renouvelant aussi souvent qu'il est nécessaire, un tampon d'ouate imbibé d'alcool salolé, à 4/100 : c'est-à-dire 4 grammes de salol pour 100 grammes d'alcool rectifié à 90°, et cela jusqu'à cicatrisation complète. Je suis arrivé à éviter ainsi une auto-inoculation qui était jadis la règle.

Vous pourrez aussi vous servir du procédé de Löewenberg qui donne d'excellents résultats. Il consiste à introduire dans le conduit des tampons d'ouate imbibés d'acide borique dissous dans l'alcool.

Otite externe diffuse. — L'otite externe diffuse est rare. Elle est généralement traumatique.

Le diagnostic en est facile.

C'est toujours un traumatisme ou l'instillation dans le conduit de substances irritantes qui l'ont provoquée.

Le conduit est rouge, tuméfié, d'une façon uniforme.

Le traitement varie suivant les indications.

Politzer dit se trouver très bien des applications froides.

Dès que l'exsudat apparaît, on retire de bons effets des injections boriqués à 40 pour 1000.

Chez les jeunes enfants, l'otite externe diffuse et la furonculose de l'oreille peuvent amener une complication que je dois vous signaler. En raison de la non existence du conduit osseux, le pus peut facilement fuser dans les couches molles de la région mastoïdienne, et déterminer un phlegmon mastoïdien sous-cutané, qui se traite alors avec les procédés classiques, sur lesquels je reviendrai lorsque nous parlerons des complications mastoïdiennes d'origine auriculaire.

Exostoses. — Les exostoses du conduit ne réclament une intervention que lorsqu'elles en obturent totalement le diamètre.

J'ai vu des malades atteints d'exostoses multiples du conduit, et qui en ignoraient complètement l'existence.

Leur développement est lent. Je donne depuis quatorze ans des soins intermittents à un malade atteint d'otite catarrhale, qui a trois exostoses du conduit auditif externe droit. Depuis quatorze ans elles ne se sont manifestées par aucun symptôme, et n'ont pas augmenté de volume.

Les traitements tentés pour amener la régression des exostoses sont toujours restés inactifs. La seule thérapeutique curative lorsque le conduit est totalement oblitéré, consiste ou à les enlever avec la gouge et le maillet, ou, ce qui est un mode opératoire moins compliqué, à pratiquer avec le galvano-cautère un pertuis suffisant pour permettre aux ondes sonores de passer.

On a cherché à déterminer leur étiologie sans y parvenir. Delstanches, de Bruxelles, qui a publié sur ce sujet une excellente monographie, a tour à tour fait intervenir le rhumatisme, la goutte, l'hérédité, l'alcoolisme, la syphilis, mais l'évidence de leur action sur la production des exostoses est encore à démontrer, et on peut dire que c'est une question toujours à l'étude.

Syphilis. — Je vous ai cité une observation de chancre du pavillon. J'en ai publié une autre où le chancre siégeait sur la région mastoïdienne, mais je n'ai jamais vu d'accident primitif du conduit.

Les accidents tertiaires sont rares, mais ils existent.

Par contre, les accidents secondaires sont fréquents.

Les variétés de syphilides que j'ai observées sont les suivantes :

Syphilides papuleuses ;
» papulo-croûteuses ;
» érosives ;
» papulo-érosives ;
» ulcéreuses ;
» papulo-hypertrophiques.

Ces dernières sont de beaucoup les plus communes. Ladreit de la Charrière a décrit une otite externe syphilitique, et Terrier, après lui, en a publié une observation.

Je dois dire que pour mon compte, quoique le nombre de syphilitiques dont j'ai examiné les oreilles, se chiffre aujourd'hui par centaines, je n'ai jamais vu un seul cas d'otite externe syphilitique primitive.

Toutes les otites externes syphilitiques qu'il m'a été donné d'observer étaient toujours consécutives à une des lésions que je viens d'énumérer.

Dans toutes les suppurations de l'oreille externe d'origine spécifique, j'ai toujours pu constater après un nettoyage préalable, la présence d'un accident syphilitique occasionnel.

Le diagnostic des syphilides du conduit est généralement facile si on a eu soin de procéder préalablement à un lavage complet permettant de débarrasser le conduit du pus et des croûtes qui l'obstruent.

Elles siègent communément dans la portion cartilagineuse, et ce n'est que consécutivement qu'elles gagnent les parties profondes.

C'est dans tous les cas toujours près du méat qu'elles débutent.

Elles ne déterminent des douleurs vives, que lorsqu'elles sont ulcérées, car leur début passe généralement inaperçu.

Leur aspect diffère suivant la période à laquelle on les examine. A leur apparition elles ne se distinguent pas des syphilides cutanées. Plus tard, à la période ulcérative, elles revêtent un aspect spécial, grâce aux lésions de voisinage qui se produisent.

Le conduit est tuméfié, rempli d'un pus fétide, ichoreux, sanguinolent et d'ulcérations recouvertes d'une couche grisâtre.

Le moindre attouchement détermine un léger écoulement de sang.

La facilité avec laquelle elles saignent en fait même un signe distinctif.

Lorsque le nettoyage du conduit a été pratiqué, leur aspect se modifie et tend à se rapprocher des lésions cutanées analogues, ce qui permet alors de les reconnaître.

La syphilide papulo-hypertrophique est la seule qui mérite une description spéciale, en raison des causes d'erreur que sa forme peut faire naître, tant au point de vue du diagnostic que du traitement.

Si je vous fais cette remarque, c'est que la première fois qu'il me fut donné d'observer une syphilide papulo-hypertrophique, je fis une erreur de diagnostic capitale.

Cette erreur m'entraîna pendant près d'un mois dans une thérapeutique que je croyais indiquée, et qui, à mon profond étonnement, ne me donnait aucun résultat. J'excisais la syphilide croyant à un polype qui récidivait avec une rapidité désespérante.

Pour bien en définir l'aspect, une comparaison vaudra mieux je crois qu'une définition.

A première vue la syphilide papulo-hypertrophique ressemble à s'y méprendre à une excroissance polypiforme non pédiculée.

Voici les principaux caractères qui vous serviront à établir votre diagnostic différentiel.

Elle débute dans la portion cartilagineuse du conduit et peut s'étendre dans la portion osseuse.

Elle se présente sous forme d'une élevure rougeâtre à base d'implantation large, non pédiculée.

Comme le polype muqueux, elle a un aspect framboisé, mais au lieu d'avoir comme ce dernier une surface unie et luisante, elle est d'un rouge plus terne et sa surface est parsemée de petites élevures coniques que je ne puis mieux comparer qu'aux élevures qu'on constate sur les verrues arrivées à un certain degré de développement.

De plus, elle n'atteint jamais les proportions du polype, et sa base d'implantation est toujours aussi large que son sommet.

Si on l'excise, elle récidive et réacquiert rapidement son volume primitif.

L'interrogatoire, l'inspection minutieuse des différentes parties du corps, en faisant découvrir l'existence d'accidents cutanés analogues, lèveront toute espèce de doute, s'il en subsistait.

Le traitement lui-même constitue une pierre de touche précieuse.

En effet, tous les accidents secondaires du conduit cèdent rapidement aux cautérisations de nitrate d'argent, tandis que les polypes ne sont en rien influencés par leur action.

Le traitement général est il besoin de le dire ? doit être immédiatement prescrit,

Les accidents secondaires du conduit s'accompagnent parfois d'engorgements ganglionaires cervicaux et sous-maxillaires qui disparaissent avec la cause qui les a fait naître.

Ils surviennent de préférence chez les sujets qui ont présenté avant leur contamination des accidents du côté de l'oreille.

Cette remarque avait déjà été faite par Toynbée, Schwartze, Gruber, Politzer et Desprès.

MEMBRANE DU TYMPAN

Anatomie. — Située entre le conduit auditif externe et la caisse qu'elle ferme extérieurement, la membrane du tympan est enchassée dans le sillon tympanique à peu près comme un verre de montre dans sa rainure.

Le sillon tympanique creusé dans l'épaisseur même du conduit présente à sa partie supérieure une échancrure dite échancrure de Rivinus. A ce niveau, la membrane du tympan vient s'insérer dans le temporal.

Ce segment de membrane limité en haut par l'échancrure de Rivinus et en bas par une ligne virtuelle qui passerait horizontalement au niveau de l'apophyse externe du marteau a reçu le nom de membrane de Schrapnell.

Retenez je vous prie ce détail anatomique, car vous verrez, que dans certaines affections de la caisse la membrane de Schrapnell a pour ainsi dire sa pathogénie propre.

Le diamètre vertical de la membrane du tympan est de 9 à 10 millimètres, son diamètre horizontal de 8 à 9.

Son épaisseur est de 1/10 de millimètre.

Sa couleur est difficile à déterminer d'une façon bien précise ; elle est, comme le fait remarquer Politzer, un composé de sa coloration propre, de celle de la lumière qui sert à l'éclairage, et enfin de la quantité de lumière que renvoie le promontoire.

Trœlsh dit qu'elle est d'un « gris perle brillant » et de toutes les définitions c'est sans contredit la plus juste.

Chez l'enfant, en raison de l'épaisseur plus grande des feuillets cutané muqueux, elle est d'un gris sombre.

Chez le vieillard elle est d'un ton plus mat, c'est un gris mêlé de blanc.

Le marteau, d'un blanc mat, la divise en deux parties un peu inégales.

Il va de la partie inférieure de la membrane de Schrapnell au centre du tympan (ombilic du tympan).

Une artériole fournie par l'auriculaire postérieure, et deux veinules l'accompagnent.

Dans la partie sous-ombilicale existe un point lumineux qui présente en général la forme d'un triangle isocèle et qu'on appelle le triangle lumineux.

Elle se compose de cinq couches superposées :

1° d'une couche épithéliale
2° d'une couche dermoïde
3° d'une couche de fibres radiées
4° d'une couche de fibres circulaires
5° d'une couche muqueuse

que cliniquement on peut réduire à trois.

1° une couche externe ou cutanée
2° une couche moyenne ou fibreuse
3° une couche interne ou muqueuse.

La couche cutanée est formée par le prolongement de la peau du conduit, la couche interne par celui de la muqueuse de la caisse.

La couche moyenne présente une disposition anatomique particulière sur laquelle je crois nécessaire d'appeler votre attention :

Elle est constituée par des fibres radiées, en contact avec le feuillet cutané, et par des fibres circulaires en contact avec le feuillet muqueux.

Si l'on dissèque une membrane du tympan ayant macéré quelques jours dans l'eau, on peut se convaincre qu'il est facile de séparer les fibres radiées des fibres circulaires jusqu'au point où est englobé le manche du marteau.

A cet endroit, leur connexité est telle qu'il est impossible de les isoler ; elles forment pour ainsi dire le périoste de cet osselet.

C'est à Prussack que revient l'honneur de la découverte de cette particularité anatomique.

Lorsque vous pratiquez l'examen du fonds de l'œil, vous prenez la papille comme point de repère, de même lorsque vous pratiquez l'examen de la membrane du tympan vous devez rechercher d'abord l'apophyse externe du manche du marteau.

C'est une petite saillie conique, blanche ou d'un blanc rosé, siégeant à la partie antéro-supérieure du tympan, près de son insertion dans la rainure de Rivinus.

Quelques auteurs conseillent de prendre comme point de repère le triangle lumineux, c'est là un procédé défectueux, car dans bien des cas, dans les épaississements de la membrane par exemple, le triangle lumineux manque.

Si je vous engage à prendre ce point de repère, c'est que vous vous exposeriez à plus d'un déboire surtout dans les premiers temps, si vous pensiez que la coloration et la forme de la membrane doivent suffire à la faire dististinguer.

Chez certains eczémateux par exemple, dont le conduit est obstrué par un bouchon de cérumen, les desquamations épithéliales grises, qui en recouvrent la face externe, peuvent très bien vous induire en erreur et vous faire prendre le corps étranger pour la membrane elle-même.

Faisant suite à l'apohyse externe vous apercevez facilement la saillie du manche du marteau finissant à l'ombilic du tympan.

Vous avez de la sorte une subdivision anatomique pour indiquer le siège des lésions que vous apercevez.

Vous appellerez segment antérieur de la membrane du tympan la partie qui s'étend entre le manche du marteau et le segment antérieur du cercle tympanique ;

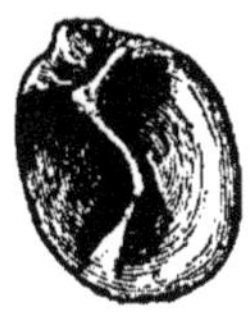

Membrane du tympan avec manche du marteau et triangle lumineux (Hartmann).

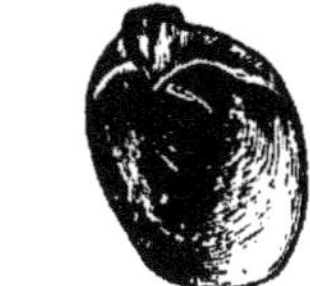

Membrane du tympan épaissie. (Hartmann).

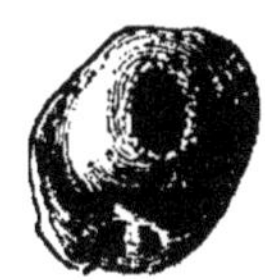

Membrane du tympan avec plaque calcaire (Hartmann).

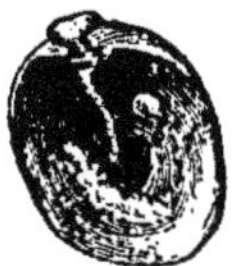

Membrane du tympan avec anomalie de courbure (Hartmann).

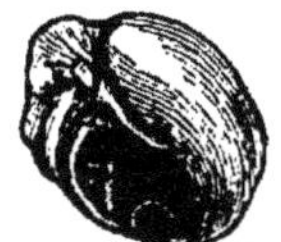

Membrane du tympan avec perte de substance (Hartmann).

Fig. 10.

Segment postérieur, la partie opposée ; et segment sous-ombilical, la partie comprise entre le segment inférieur du cercle tympanique et une ligne horizontale virtuelle qui passerait par l'ombilic du tympan.

C'est dans la portion sus-ombilicale, c'est-à-dire dans cette partie qui contient les segments antérieur et postérieur que siègent tous les organes importants, vaisseaux, muscles, corde du tympan, promontoire, fenêtres ronde et ovale, et chaîne des osselets.

Aussi est-ce toujours dans la portion sous-ombilicale que vous devez pratiquer la paracentèse de la membrane, lorsque vous aurez à faire à une lésion qui nécessite cette intervention chirurgicale.

Les lésions primitives de la membrane du tympan sont rares.

Les modifications d'aspect et de structure sont en général provoquées par des altérations pathologiques de la caisse ou du conduit auditif externe.

Myringite aiguë. — Indépendamment des polypes qui en raison de la variété de leur implantation seront l'objet d'un chapitre spécial, les lésions primitives du tympan sont :

La myringite aiguë.

La myringite chronique.

Les traumatismes.

La myringite aiguë, comme son nom vous l'indique, est l'inflammation aiguë de la membrane du tympan.

En tant que lésion consécutive à une otite moyenne ou externe, elle s'observe communément ; mais en tant que lésion primitive elle est rare.

Elle est provoquée soit par le froid, soit par l'instillation dans l'oreille d'un liquide irritant.

Son début est brusque ; la douleur quelle provoque très vive.

A l'examen au spéculum, la membrane apparaît hypérémiée, et dans certains cas, cette hypérémie est telle que la membrane revêt l'aspect d'un véritable disque rouge.

En général l'affection n'atteint pas ce haut degré d'inflammation, et l'hypérémie reste limitée aux vaisseaux qui accompagnent le manche du marteau, et qui apparaissent alors nettement.

Les symptômes de réaction varient suivant l'intensité inflammatoire.

Si l'hypérémie est légère, la douleur s'accuse à peine, et en deux ou trois jours toute trace de l'affection a disparue, même sans traitement.

Si au contraire elle occupe la surface toute entière de la membrane, des complications peuvent surgir et faire d'une affection relativement bénigne, une affection grave.

Le plus souvent les choses se passent de la façon suivante :

Presque en même temps que la rougeur diffuse, apparaît un gonflement notable de la couche cutanée, quelquefois une extravasation sanguine, séreuse, voire purulente, se fait entre le feuillet externe et le feuillet moyen, extravasation qui se limite rapidement et revêt la forme d'une bulle dont la grosseur varie entre une tête d'épingle et une grosseille.

Traitement. — Il suffit d'une simple ponction évacuatrice pour donner issue au liquide qu'elle contient.

L'affaissement se produit alors, suivi bientôt de la desquamation de la couche cutanée et la guérison s'obtient en trois ou quatre jours.

Les douleurs vives du début sont bien calmées par des bains d'oreille, faits avec une décoction chaude de pavot à 38 degrés mélangée à une solution de cocaïne à 20 0/0.

Il est préférable de proscrire les injections qui non seulement sont douloureuses, mais peuvent encore provoquer une perforation au point occupé jadis par la bulle et qui a été remplacée par une pseudo-ulcération soit chirurgicale, soit pathologique.

Dans certains cas, très rares du reste, l'ulcération gagne en profondeur, détermine une perforation et l'inflammation se propageant à la caisse, amène une otite moyenne aiguë.

Lorsque la réaction inflammatoire est très intense on se trouve bien d'une émission sanguine locale.

Myringite chronique. — Elle s'observe rarement, et de

préférence chez les sujets affaiblis qui réparent difficilement.

Chez eux, l'ulcération peut gagner en largeur ou en profondeur et déterminer, suivant le cas, soit une otite moyenne, soit la formation sur la membrane de petites fongosités polypiformes qui suppurent.

Il faut les détruire au galvano-cautère ou à l'acide chromique.

Ce dernier procédé doit être appliqué de la façon suivante : on fait fondre à la lampe sur un stylet mousse, une petite quantité d'acide chromique cristallisé et on touche les granulations après les avoir badigeonnées à la cocaïne pour amener une anesthésie passagère.

Comme l'acide chromique est très diffluent, il est bon, pour en délimiter les effets aux points malades, de faire suivre la cautérisation d'une injection de bi-carbonate de soude qui en neutralise les effets.

Perforations non traumatiques. — Les perforations non traumatiques, abstraction faite de celles provoquées par la myringite chronique sont consécutives à des lésions de l'oreille moyenne et seront décrites lorsque je vous parlerai des altérations de la caisse.

Déchirures. — Le mécanisme des déchirures de la membrane est variable.

Elles peuvent se faire :

De dehors en dedans ;

De dedans en dehors ;

Par commotion.

Elles sont quelquefois consécutives à une fracture du rocher ou la base du crâne.

De dehors en dedans la déchirure reconnaît pour causes :

Soit une injection violemment poussée ;

Soit un traumatisme direct occasionné par l'introduction maladroite d'un cure-oreille, d'une aiguille à tricoter, etc.

Soit encore par condensation brusque de l'air dans le conduit, déterminée par un coup de canon, une giffle sur l'oreille, etc.

La douleur provoquée par la déchirure n'est pas en général très vive, mais les malades ressentent toujours une commotion dont l'intensité varie depuis (passez-moi l'expression) le simple ahurissement jusqu'à la syncope ; et il n'est pas rare dans ce dernier cas de les voir, lorsqu'ils sont revenus à eux, en proie à des vertiges dès qu'ils veulent se permettre un mouvement.

Ces symptômes s'amendent généralement au bout de quelques jours.

Lorsque la déchirure est simple, c'est-à-dire lorsqu'elle est provoquée soit par une injection, soit par une condensation brusque de l'air dans le conduit, la cicatrisation s'opère rapidement et l'acuité auditive ne tarde pas à redevenir normale.

Le traumatisme revêt un caractère plus grave lorsqu'il est produit par l'introduction d'un instrument piquant ou contondant dans l'oreille, les complications sont alors proportionnées aux désordres produits.

Si par exemple une aiguille à tricoter a été violemment enfoncée dans l'oreille, la chaîne est quelquefois atteinte et une des fenêtres perforée.

L'ouïe est alors à jamais compromise et le traumatisme peut déterminer une otite moyenne suppurée.

J'ai vu un cas de ce genre chez une jeune fille qui avait été bousculée par une de ses camarades ; au moment où elle s'introduisait une aiguille à tricoter dans le conduit pour calmer une démangeaison passagère.

Elle perdit connaissance, resta pendant trois jours en proie à des vertiges qui reparaissaient dès qu'elle voulait marcher.

Après ce laps de temps les symptômes généraux disparurent. A une douleur vive de l'oreille succéda une suppuration abondante qui se tarit avec les procédés ordinaires, mais l'acuité auditive ne reparut jamais et la malade est resté sourde de ce côté :

Je n'ai pu et pour cause constater *de visu* l'étendue des lésions de la caisse, mais il est probable, que la chaîne des osselets ou une des fenêtres avait été atteinte.

Les déchirures de dedans en dehors reconnaissent pour cause une projection brusque d'air dans la caisse, soit par le procédé de Valsalva, soit par le procédé de Politzer. Elles sont rares, ne sont jamais graves, et se réparent vite.

C'est par le même mécanisme que se produisent les déchirures du tympan chez les enfants atteints de coqueluche, et chez les ouvriers qui travaillent dans l'eau munis de scaphandre.

Il existe des cas de déchirures par commotion à la suite de chute sur la tête ou sur les talons avec ou sans fractures.

Elles ne présentent en l'espèce rien de particulier.

Les déchirures siègent indistinctement sur tous les segments de la membrane.

Traitement. — Le meilleur traitement consiste à ne rien faire. Il faut simplement empêcher le contact de l'air et pour cela introduire dans le conduit un tampon d'ouate phéniquée.

En quelques jours la cicatrisation s'obtient d'elle-même.

Il faut surtout se garder de pratiquer une injection quelconque. Cette manœuvre suffirait à provoquer une suppuration de la caisse, le liquide médicamenteux pouvant agir comme corps étranger.

Pertes de substances. — Les pertes de substances de la membrane sont toujours consécutives aux otites moyennes suppurées.

Les troubles de l'ouïe qu'elles provoquent ne sont pas proportionnés à leur étendue, mais bien à la place qu'elles occupent.

Vous verrez des malades auxquels tout le segment inférieur de la membrane manque et qui ont conservé une acuité auditive relativement suffisante, tandis que chez d'autres, une perte de substance de la grosseur d'une tête d'épingle située en un point quelconque du segment supérieur, suffira pour déterminer une surdité notable.

Vous aurez la raison de cette anomalie apparente en vous rappelant que c'est au niveau de ce segment que se trouvent les organes nécessaires au bon fonctionnement de l'appareil auditif.

Traitement. — On remédie aux inconvénients des pertes de substance en appliquant directement sur elles un

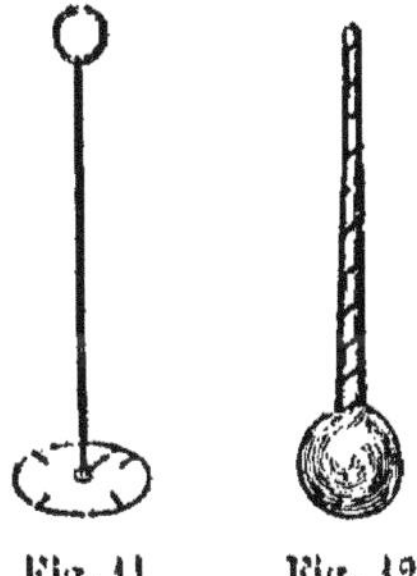

Fig. 11 Fig. 12
Tympans artificiels.
(Hartmann).

tympan artificiel. Il faut en proportionner le diamètre à celui de la lésion.

Le plus pratique consiste en une plaquette de gutta-percha fixée à une tige de fil de fer très mince.

Je vous engage à obturer avec le tympan artificiel même les perforations qui ne diminuent pas notablement l'acuité auditive ou à pratiquer la myringoplastie. Vous éviterez ainsi les poussées inflammatoires de l'oreille moyenne provoquées par l'air extérieur. La muqueuse de la caisse n'étant pas faite pour être en contact direct avec l'air ambiant, il suffit bien souvent d'une température froide, pour amener une véritable hypérémie congestive, se manifestant par la présence d'un exsudat qui peut devenir rapidement purulent.

De plus, on voit fréquemment des malades, guéris depuis longtemps de l'otite purulente, cause première de la perte de substance, qui viennent réclamer des soins pour une prétendue récidive survenue au cours d'un coryza ou d'une pharyngite aiguë.

A un examen attentif, on s'aperçoit que l'écoulement dont ils se plaignent est simplement muqueux.

En raison de leurs rapports anatomiques, la trompe d'Eustache et l'oreille moyenne participent dans une large mesure aux catarrhes des premières voies respiratoires.

Tous les exsudats survenus au cours de cet état inflammatoire peuvent être véhiculés dans la caisse, et comme dans les cas dont il s'agit la barrière naturelle qui est la membrane du tympan est ouverte, ils se déversent dans le conduit auditif externe.

En un mot, les malades dans ces conditions, se mouchent par l'oreille, et comme ils sentent leur conduit humide ils croient à une réapparition de leur écoulement.

Le tympan artificiel présente le grand inconvénient d'obliger les malades à l'enlever et à le remettre tous les jours pour se livrer aux détails de la toilette quotidienne.

Myringoplastie. — La myringoplastie offre à ce point de vue une supériorité incontestable.

C'est une opération déjà ancienne, tentée pour la première fois par Berthold de Kœnigsberg qui en 1872 imagina de greffer un morceau de peau prise sur le bras, pour combler une perforation de la membrane du tympan.

Le résultat fut d'abord peu satisfaisant, probablement à cause de la trop grande épaisseur de l'épiderme.

Plus tard il modifia son procédé et se servit de la membrane testacée de l'œuf.

Vous savez que c'est le nom donné à la pellicule mince qui se trouve sous la coque et enveloppe la zone albuminoïde.

Les recherches de Witich et de Weckel ont démontré que cette pellicule contient des vaisseaux sanguins (?)

Ce dernier essai donna à Berthold des résultats fort satisfaisants dans un certain nombre de cas.

Moi-même dans divers essais, dont le premier date du mois d'avril 1887, je n'ai eu qu'à me louer de son emploi.

Je dois, avant tout, vous prévenir que cette opération ne doit être tentée que chez les sujets dont l'écoulement est tari depuis plusieurs mois.

Voici comment je procède :

Après avoir antisepsié le conduit au moyen d'irrigations répétées avec de l'eau stérilisée par l'ébullition et additionnée d'acide borique à 4 0/0, je commence par aviver les bords de la perte de substance en appliquant sur eux un tampon d'ouate imbibé d'alcool rectifié à 90°, et je remplis le conduit tout entier d'ouate phéniquée. J'enlève le coton après 24 heures, puis avec des ciseaux courbes, trempés au préalable dans une solution de sublimé, je découpe sur un œuf du jour, un lambeau de membrane testacée d'une dimension à peu près égale à celle de la perforation.

Avec une pipette stérilisée, j'aspire le lambeau et en m'éclairant aussi bien que possible, je le porte sur la perte de substance, puis avec un stylet mousse je l'adapte intimement aux bords de la perforation.

La juxtaposition opérée ; je remplis le conduit auditif externe de gaze iodoformée, et je laisse les choses 3 jours en place sans y regarder.

Le quatrième jour, je revois le malade, j'enlève avec précaution la gaze, et, règle générale la membrane testacée accolée à la membrane du tympan obstrue complètement la perte de substance.

Y a-t-il greffe, y a-t-il simple accolement, la question n'est pas résolue et est du reste secondaire. Toujours est-il que le résultat est durable.

J'ai pratiqué en 1888 cette opération sur un de mes amis que je revois régulièrement ; la membrane testacée est encore à la place où je l'ai fixée.

Chez tous les malades, l'acuité auditive augmente dans des proportions notables.

Anomalies de tension. — Les anomalies de tension sont de deux sortes :

Ou la tension est diminuée, c'est le relâchement de la membrane :

Ou elle est exagérée.

Le relâchement est une affection rare, très rare ; et il est généralement partiel. Il peut être dû aux affections catarrhales chroniques de la caisse, ou à l'abus de la douche d'air.

Il n'a d'autre inconvénient que celui de déterminer une légère diminution de l'acuité auditive.

Le diagnostic se fait avec le spéculum pneumatique. Au moyen de la raréfaction de l'air dans le conduit, la membrane est attirée en dehors et les points relâchés apparaissent plus convexes.

Traitement. — Divers traitements ont été proposés, tels que l'instillation de substances astringentes, les scarifications, la destruction des points relâchés, l'application sur eux d'une couche de collodion. Le procédé qui semble donner les meilleurs résultats est le procédé de Gruber qui consiste à provoquer par destruction la formation d'un tissu cicatriciel moins lâche.

Cette destruction s'opère au moyen du galvano-cautère.

Tension exagérée. — La tension exagérée de la membrane est une affection plus commune et les causes en sont multiples.

Elle n'est jamais primitive.

Elle peut être due :

A une obstruction de la trompe d'Eustache.

A l'otite catarrhale.

A des adhérences.

A l'ankylose de la chaîne.

A la contracture du tensor tympani.

La description détaillée de ces altérations vous sera donnée, lorsque nous parlerons des lésions anatomo-pathologiques de l'otite chronique. Qu'il vous suffise pour l'instant de savoir :

1° Que la membrane du tympan apparaît à l'examen plus concave qu'à l'état normal ;

2° Que l'acuité auditive se trouve sensiblement diminuée ;

3° Que des bruits subjectifs, quelquefois intolérables en sont la conséquence ;

4° Que des vertiges pouvant faire croire à une altération de l'oreille interne ou à une lésion centrale s'observent communément.

Epaississements. — Les épaississements du tympan reconnaissent pour cause les altérations chroniques du conduit auditif externe et de l'oreille moyenne.

Tous les feuillets de la membrane peuvent être individuellement ou simultanément atteints.

L'épaississement de la couche cutanée est généralement dû à l'eczéma chronique, ou aux poussées répétées d'eczéma aigu du conduit auditif externe.

Sa coloration subit des modifications sensibles, elle est d'un gris plus terne qu'à l'état normal, elle a perdu son « brillant » naturel et le triangle lumineux ne s'aperçoit pas. L'épaississement limité à cette couche seule ne diminue pas sensiblemement l'acuité auditive.

L'épaississement qui est la conséquence des lésions chroniques de la caisse (otite chronique moyenne, sclérose, etc...), envahit successivement toutes les couches de la membrane en commençant par le feuillet muqueux.

Nous en étudierons les particularités lorsque nous parlerons des otites chroniques.

Retenez toutefois, que la diminution de l'acuité auditive est rarement proportionnée au degré d'opacité de la membrane.

Vous observerez des malades, qui avec une opacité très marquée et généralisée ont conservé un degré d'audition à peine inférieur à la normale ; alors que d'autres avec une opacité légère et limitée sont de véritables sourds.

On peut du reste émettre les deux axiomes suivants :

Avec une oreille moyenne suffisante et une membrane du tympan défectueuse l'audition est bonne.

Avec une membrane normale et une oreille moyenne atteinte, l'acuité auditive est toujours diminuée.

Comme les épaississements sont rarement primitifs, ce n'est pas contre eux que le traitement doit être dirigé mais bien contre la cause qui les a fait naître, je vous en donnerai les indications lorsque nous passerons en revue la pathologie de la caisse.

Chez les goutteux, les rhumatisants, chez les malades dont les oreilles ont été le siège d'un écoulement prolongé, on rencontre parfois de véritables plaques calcaires, incrustées dans les feuillets de la membrane.

Elles se présentent sous forme de lamelles d'un blanc sale sensiblement plus compactes que le reste de la membrane.

Elles diminuent parfois l'acuité auditive dans des proportions notables; elles ne cèdent à aucune intervention thérapeutique.

OTITE MOYENNE AIGUE

CAISSE DU TYMPAN.

Anatomie. — La caisse du tympan limitée extérieurement par la membrane et creusée dans l'intérieur du rocher, est une cavité de petite dimension, où viennent aboutir les organes qui composent l'appareil transmetteur du son.

J'emprunte les détails anatomiques qui vont suivre au traité d'anatomie topographique de M. le professeur Tillaux, estimant qu'il me serait impossible d'être plus clair et plus complet.

La caisse présente 6 parois à considérer :

1° Une paroi externe ou tympanique ;
2° — interne ou labyrinthique ;
3° — supérieure ou crânienne ;
4° — inférieure ou jugulaire ;
5° — antérieure ou tubaire ;
6° — postérieure ou mastoïdienne.

Sa hauteur mesurée de la paroi supérieure ou crânienne à la paroi inférieure ou jugulaire, est de 15 millimètres.

Sa largeur allant de la paroi interne ou labyrinthique à la paroi externe ou tympanique est de 1 millimètre et demi seulement, rétrécie qu'elle est à sa partie médiane par la saillie qu'y fait le promontoire, saillie qui correspond exactement à l'ombilic du tympan.

Retenez cette particularité anatomique qui a une réelle importance au point de vue chirurgical, et ne ponctionnez la membrane du tympan qu'au dessous de l'ombilic; pour que la pointe de l'instrument n'aille pas piquer le promontoire.

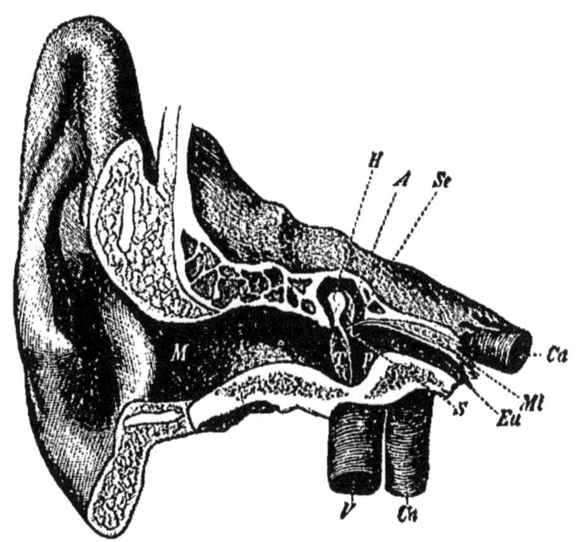

Fig. 13.
Caisse du tympan.
M — méat du conduit auditif externe — T membrane du tympan — H marteau — A Enclume — S étrier — P promontoire — Eu trompe d'Eustache — Mt muscle tenseur du tympan — Se tendon de ce muscle — Ca carotide interne — V veine jugulaire (Hartmann).

A la partie inférieure, près de la paroi tympanique, existe un infundibulum où peuvent séjourner les corps étrangers de petit volume, que des manœuvres d'extraction maladroites par le conduit auditif externe ont refoulé jusque dans la caisse, en perforant la membrane du tympan.

Sur la paroi labyrinthique se trouvent :

1° Le promontoire;

2° Au-dessus de lui, la fenêtre ovale s'ouvrant dans le vestibule, et fermée par une membrane fibreuse, qui n'est autre que le périoste du vestibule. Elle est entièrement recouverte par la platine de l'étrier.

3° Au-dessous, la fenêtre ronde, fermée comme la précédente par une membrane fibreuse (tympan secondaire), elle est l'aboutissant de la rampe tympanique du limaçon.

En arrière et au-dessus de la fenêtre ovale, un relief osseux, l'acqueduc de Fallope, dans lequel se trouve le nerf facial séparé de la caisse elle-même par une petite lamelle osseuse. Ce rapport intime nous explique les paralysies faciales d'origine auriculaire, consécutives aux suppurations aiguës ou chroniques et provoquées, soit par une névrite simple, soit par la destruction totale du nerf, ainsi que j'en ai vu un exemple ici même chez un petit malade tuberculeux.

Il avait été admis dans le service de M. le professeur Grancher, avec des lésions avancées de tuberculose pulmonaire, et une otite purulente déjà ancienne. Je reconnus à l'examen une carie tuberculeuse du rocher.

Quelques jours après son entrée survint une paralysie faciale que je diagnostiquai d'origine auriculaire.

L'enfant mourut après quelques semaines de séjour.

L'autopsie pratiquée par M. le Dr H. Martin nous montra le nerf facial, littéralement détruit dans l'acqueduc de Fallope.

Au-dessous de l'acqueduc entre les fenêtres ronde et ovale, on rencontre une petite saillie osseuse (la pyramide) creusée à son centre d'un sillon qui livre passage au tendon du muscle de l'étrier.

Entre la pyramide et l'acqueduc, un orifice, par où sort la corde du tympan pour traverser la caisse horizontalement d'arrière en avant.

Au-dessus et en avant de la fenêtre ovale ; un relief osseux, le bec de cuiller, où se réfléchit à angle droit le muscle interne du marteau pour se porter, de la paroi labyrinthique au col du marteau ; sur la paroi tympanique.

Dans l'épaisseur de la muqueuse se trouvent les filets de Jacobson.

La paroi supérieure ou crânienne constitue la voûte de la caisse. A ce niveau, il existe chez l'enfant une fissure, à travers laquelle pénètrent la dure-mère et quelques artères méningées.

Chez l'adulte ces communications vasculaires entre la caisse et la cavité crânienne persistent, ce qui explique la méningite otitique consécutive aux suppurations aiguës ou chroniques de la caisse.

La paroi inférieure ou jugulaire est en rapport avec le golfe de la veine jugulaire interne.

Ces rapports anatomiques vous donnent l'origine des bourdonnements vasculaires dont se plaignent les sujets anémiques : bourdonnements isochrones au pouls, produisant un bruit analogue au bruit de souffle et si bien décrits en 1856 dans le *Journal de Physiologie* de Brown-Séquar par M. Boudet de Lyon.

La paroi antérieure ou tubaire ne présente à considérer que l'embouchure osseuse de la trompe d'Eustache.

La description de ses particularités anatomiques trouvera sa place lorsque je vous parlerai des altérations de la trompe.

La paroi mastoïdienne présente un orifice plus ou moins large appelé antre mastoïdien qui fait communiquer la caisse avec les cellules mastoïdiennes.

C'est à ces rapports anatomiques qu'est due la fréquence des complications mastoïdiennes dans les otites suppurées.

Muqueuse. — La muqueuse qui tapisse la caisse et la face interne de la membrane du tympan est très mince et intimement liée avec le périoste.

Contenu. — Le contenu de la caisse, indépendamment des vaisseaux et des nerfs que je viens de vous énumérer, comprend :

1° La chaîne des osselets ;

2° Les muscles moteurs ;

3° La corde du tympan.

Les osselets sont au nombre de quatre :

Le marteau.

L'enclume.

L'os lenticulaire dont on peut faire une quantité négligeable.

L'étrier.

Ils parcourent la caisse dans sa largeur et vont de la membrane du typan à la fenêtre ovale.

Le marteau est incrusté pour ainsi dire dans la membrane du tympan, l'étrier fixé dans la fenêtre ovale, et ils sont reliés entre eux par l'enclume et l'os lenticulaire.

La moindre oscillation imprimée à la membrane du tympan est transmise par l'intermédiaire de la chaîne des osselets à l'oreille interne dans le liquide de laquelle, (liquide de Cotugno) viennent baigner les ramifications terminales du nerf auditif dont le point d'émergence est sur le 4° ventricule.

Vous concevez, sans qu'il soit utile de faire des développements superflus, le mécanisme de la transmission des ondes sonores.

Le muscle du marteau appelé encore tenseur du tympan est logé dans un canal osseux parallèle à la trompe d'Eustache. Je ne puis mieux vous comparer la situation respective de ces deux organes qu'aux deux canons d'un fusil de chasse.

C'est un muscle réfléchi. Arrivé au niveau du bec de cuiller, il se réfléchit à angle droit sur cette saillie osseuse et traverse la caisse en allant de la paroi labyrinthique à la paroi tympanique; pour venir s'insérer sur le marteau ; au-dessous de son apophyse externe.

Son action consiste à attirer le point mobile qui est la paroi tympanique, vers le point fixe qui est la paroi labyrinthique.

Il possède donc, en se contractant, la propriété d'imprimer des oscillations au liquide de l'oreille interne en enfonçant la platine de l'étrier dans la fenêtre ovale.

Le muscle de l'étrier représente environ le 1/4 du volume du muscle du marteau. Comme lui il est renfermé dans un canal osseux.

Un de ses tendons se réfléchit à angle droit au sommet de la pyramide ; et l'autre va se fixer sur le col de l'étrier, en dehors du point de réunion de ses deux branches.

Le point fixe d'insertion est donc la pyramide, le point mobile l'étrier.

Mais comme l'étrier est lui-même fixé dans la fenêtre ovale, il s'ensuit qu'il ne peut pas être attiré en totalité vers la paroi postérieure de la caisse, mais seulement exécuter un mouvement de bascule, en vertu duquel, sa branche antérieure se dégage de la fenêtre ovale, tandis que la branche postérieure s'y engage davantage.

On a beaucoup discuté sur l'action du muscle de l'étrier. M. Tillaux, et je partage son avis, en fait un modérateur du muscle du marteau. Son rôle serait d'atténuer l'action trop vive du muscle du marteau et de s'opposer à l'enfoncement exagéré de l'étrier dans la fenêtre ovale.

La corde du tympan dont il faut bien connaître la situation et le trajet, pour mener à bien certaines opérations chirurgicales de la caisse, naît dans l'acqueduc de Fallope du tronc du nerf facial.

Elle pénètre dans la caisse par un petit orifice, situé immédiatement au-dessus de la pyramide, elle se dirige d'arrière en avant, passe entre la branche verticale de l'enclume et le manche du marteau; *au-dessus* de l'insertion du muscle du même nom.

Il est d'une importance extrême de bien se rappeler cette particularité anatomique, lorsqu'on pratique la ténotomie de ce muscle. Elle gagne ensuite la paroi antérieure de la caisse où elle disparaît pour aller s'unir à angle aigu avec le nerf lingual.

Cette union permet d'expliquer les impressions gustatives que ressentent certains malades, lorsqu'on électrise l'oreille, ou qu'on pousse une injection médicamenteuse dans la caisse.

Son action physiologique d'après les recherches de Longuet et de Vulpian, paraît être de maintenir la perméabilité de la trompe d'Eustache. Son excitation déterminant la sécrétion de la salive, sécrétion incitant elle-même à la déglutition, et les mouvements de déglutition tendant à leur tour à maintenir béante l'ouverture de la trompe d'Estache.

Otite moyenne aiguë — La caractéristique de l'otite moyenne aiguë, est la formation rapide, dans la caisse, d'un exsudat, qui devient promptement purulent.

Quelle que soit son origine, elle se présente toujours avec une réunion de phénomènes ne s'écartant pas sensiblement d'un type que nous appellerons classique si vous le voulez bien.

Aussi est-il nécessaire d'en faire d'abord une description d'ensemble.

Je vous indiquerai au fur et à mesure qu'elles se présenteront les particularités dignes d'être signalées et inhérentes aux différentes causes qui les font naître.

Symptômes, diagnostic. — Les éléments du diagnostic sont fournis :

1° Par les symptômes généraux ;

2° Par l'examen direct de la membrane du tympan ;

Symptômes généraux. — La douleur est le phénomène prédominant. On peut même dire qu'en raison de sa localisation et de son intensité véritablement déchirante elle constitue un signe pathognomonique.

Elle occupe, pour me servir du mot employé par les malades et qui me dispense d'une description détaillée, la « profondeur » de l'oreille.

Elle a des irradiations crâniennes et faciales du côté affecté.

Elle débute généralement la nuit.

Elle est rarement continue, et revêt de préférence un caractère d'intermittence.

Cette intermittence est surtout manifeste chez les enfants.

Après des heures d'acalmie absolue, ils sont pris d'exacerbations tellement violentes qu'elles donnent dans quelques cas naissance à de véritables convulsions.

Mon excellent ami M. le Dr Hutinel, qui remplaçait l'an dernier dans cet hopital M. le professeur Grancher, a appelé mon attention sur ce fait que l'otite moyenne aiguë détermine parfois chez les enfants, des phénomènes convulsifs assez intenses pour faire croire à une méningite commençante.

L'erreur peut durer jusqu'au moment où la membrane du tympan se perforant d'elle-même, l'exsudat purulent renfermé dans la caisse s'épanche au dehors ; mettant au jour le corps du délit.

La durée de la douleur, n'est pas proportionnée à l'intensité de l'hypérémie, mais bien plutôt à la rapidité avec laquelle le chirurgien pourra intervenir.

Si les choses sont livrées à elles-mêmes, elle persiste en moyenne pendant trois à quatre jours, et c'est encore la nuit que la détente s'opère, généralement à la même heure, entre deux et trois heures du matin ; et de la façon suivante :

La membrane du tympan se rompt sous l'influence de la pression qu'exerce sur elle l'exsudat purulent ; le malade sent son oreille humide et comme par enchantement un calme relatif se produit.

Surdité. — La surdité est le symptôme inséparable de la douleur. Comme elle, elle est passagère, quoique sa durée soit plus longue.

Elle varie depuis un léger affaiblissement de l'acuité auditive jusqu'à la cophose complète. Elle est due à la gêne opposée par l'exsudat au libre fonctionnement de l'appareil transmetteur.

Vertiges. — Les vertiges sont fréquents, mais ils n'atteignent jamais l'acuité de certains vertiges auriculaires dont la cause réside dans l'oreille interne.

Ils sont dus à la compression qu'exerce le pus sur les fenêtres ronde et ovale, mais comme cette compression agit en même temps en sens inverse sur la membrane du tympan, les effets en sont notablement atténués.

Ils disparaissent dans tous les cas avec la cause qui les a produit.

Névralgies. — Une névralgie faciale ou crânienne, et quelquefois faciale et crânienne en même temps, vient le plus souvent s'ajouter à la scène morbide.

La situation du malade est alors véritablement intolérable, car il est peu de souffrances dont l'acuité soit comparable à celles qu'il éprouve.

Elle est généralement due à une névrite passagère des

filets nerveux de la caisse ou de l'aqueduc de Fallope qui participent à l'inflammation du milieu qui les entoure,

Examen direct. — S'il est possible chez l'adulte, avec l'ensemble des symptômes que je viens de vous décrire, de soupçonner sans le secours de l'examen direct, une otite moyenne aiguë, chez les jeunes enfants il est indispensable, car c'est avec lui seul que vous pouvez constituer les éléments de votre diagnostic.

La membrane du tympan apparaît sous des aspects différents suivant que l'examen au spéculum est pratiqué à une période plus ou moins rapprochée du début de l'inflammation,

Dès que les premières douleurs se font sentir, on constate une rougeur dont les tons varient depuis celui de l'hypérémie simple, jusqu'au rouge vif.

Dans quelques cas d'une acuité extrême ; la membrane du tympan revêt littéralement l'aspect d'un disque écarlate.

Si l'exsudat s'est formé, une voussure, dont la convexité est proportionnée à la quantité de liquide secrété apparaît d'une façon très distincte.

Elle siège en général dans la portion sous-ombilicale.

Lorsque l'écoulement s'est fait jour au dehors, on distingue une solution de continuité linéaire située sur le segment primitivement occupée par la voussure.

La membrane est alors moins rouge.

Si l'examen direct n'a pas été précédé d'un lavage préparatoire destiné à déblayer le conduit, on aperçoit au milieu d'un magma muco-purulent, un point brillant, se soulevant d'une façon rythmique, isochrone au pouls.

C'est là que siège la perforation.

L'écoulement très abondant, et muco-purulent dans les

premiers jours ne tarde pas à devenir nettement purulent.

Je vous ai dit que dès son apparition, les symptômes généraux de réaction inflammatoire sont sensiblement moins intenses ; cependant les malades sont encore sujets à des exacerbations intermittentes, mais beaucoup plus espacées, et beaucoup moins douloureuses qu'au début.

Complications. — L'otite moyenne aiguë est une affection relativement bénigne et guérit dans l'immense majorité des cas, même sans laisser de traces locales, pour peu qu'une thérapeutique éclairée ait été rapidement appliquée.

Ce n'est qu'exceptionnellement qu'elle détermine des complications graves.

Vous savez qu'il existe chez l'enfant, sur la voûte de la caisse, une fissure à travers laquelle pénètre la dure mère et quelques artères méningées, et que chez l'adulte ces communications vasculaires persistent seules.

Une propagation inflammatoire trouve là un chemin tout tracé ; les cas sont encore trop nombreux où des malades ont succombé dans le courant d'une otite moyenne aiguë à une méningite par propagation.

Les abcès cérébraux et mastoïdiens quoique s'observant quelquefois sont plutôt l'apanage de l'otite purulente chronique.

Traitement. — Si, je le reconnais avec franchise, on peut dans certains cas émettre des doutes sur l'efficacité de la thérapeutique auriculaire ; par contre, peu d'affections sont aussi facilement justiciables d'un traitement rapide et opportunément appliqué, que l'otite moyenne aiguë.

Vous trouverez, dans tous les traités classiques, une longue énumération de procédés, pour combattre l'acuité de la douleur à la période d'invasion :

L'application de l'eau froide.

— de l'eau chaude.

Les cataplasmes sur l'oreille, l'instillation dans le conduit de gouttes calmantes.

Les saignées, etc... etc...

Je dois avouer que je n'ai jamais retiré un résultat satisfaisant de l'emploi de ces moyens.

Une seule thérapeutique m'a réussi et je vous l'indique :

Je pratique la paracentèse de la membrane du tympan au lieu d'élection, c'est-à-dire à la partie la plus déclive de la portion sous-ombilicale, dès que les premiers symptômes apparaissent.

J'instille ensuite par le conduit auditif externe en recommandant au malade de rester couché sur le côté opposé à l'oreille atteinte, une solution de cocaïne à 10 0/0.

La douleur est immédiatement calmée.

La cocaïne n'agit pas seulement comme anesthésique local, elle a aussi des propriétés décongestives.

Vous calmez avec son emploi l'intensité de la douleur et vous diminuez aussi l'hypérémie dans des proportions notables.

Vous pourrez même, dans certains cas exceptionnellement heureux, empêcher la formation de l'exsudat.

La guérison complète s'obtiendra parfois ainsi en deux ou trois jours.

Les instillations doivent être faites aussi longtemps et chaque fois que les douleurs reparaissent.

Il est indispensable de pratiquer l'examen au spéculum au moins deux fois par jour pour bien se rendre compte de l'état de la perforation chirurgicale, car, particularité à noter, la cicatrisation s'opère avec une rapidité véritablement décevante.

Quelques heures suffisent pour amener dans certains cas l'accolement des bord de la solution de continuité.

Il ne faut pas craindre de ponctionner à nouveau la membrane; d'autant que cette opération se fait vite et que la douleur qu'elle provoque est de très courte durée.

Paracentèse. — On se sert pour la pratiquer d'une petite lamelle triangulaire montée à angle obtus sur un manche et connue sous le nom de bistouri à paracentèse.

On pousse l'instrument dans le conduit jusqu'à la membrane, qu'on sectionne alors dans les proportions nécessaires.

Il faut un bon éclairage, et un spéculum court et à large ouverture.

Les précautions antiseptiques habituelles sont de rigueur; toute intervention chirurgicale doit être précédée d'un abondant lavage du conduit avec une solution boriquée à 4 0/0.

Si une névralgie par névrite consécutive se déclare, prescrivez le sulfate de quinine à la dose de 1 gr. par jour en 4 cachets de 0,25 centigrammes.

En raison de leur petit volume, ils sont plus facilement acceptés par le malade.

Les cas où vous serez appelés dès le début sont évidemment les cas heureux, mais ils sont rares.

En général lorsqu'on aura recours à vos lumières, ou l'exsudat sera formé dans la caisse, ou l'écoulement aura apparu.

Dans l'un et l'autre cas, le traitement doit être modifié.

Votre premier soin sera de donner issue au pus si vous constatez la voussure pathognomonique.

Vous devrez faire alors, non plus une ponction, mais une incision linéaire que je vous engage à faire verticale et aussi longue que possible, c'est-à-dire allant de l'ombilic, au cercle tympanique inférieur.

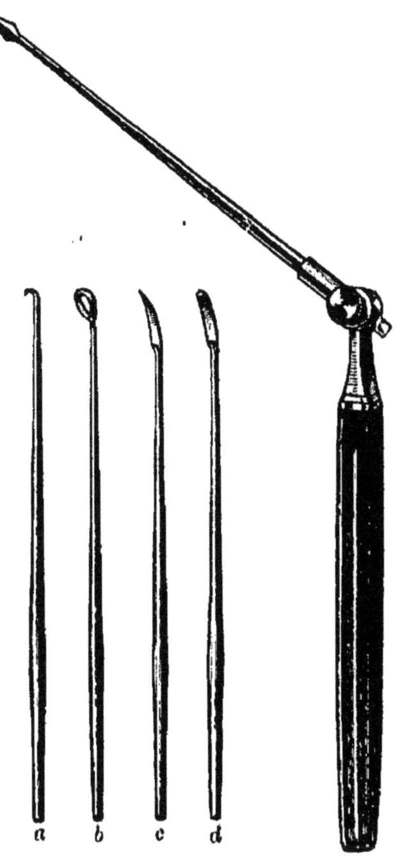

Fig. 14.
Bistouris à paracentèse avec manche auxquels ils peuvent tous s'adapter. (Hartmann).

Le pus s'écoulera de la sorte plus librement.

Il est indispensable, comme thérapeutique supplémentaire, de faire passer une douche d'air, soit en pratiquant avec la sonde le cathétérisme de la trompe d'Eustache, soit en insufflant de l'air avec la poire de Politzer, pour chasser au dehors tout le liquide contenu dans la caisse.

Ces opérations préliminaires accomplies, vous ferez, par le conduit auditif externe, un lavage prolongé, avec de l'eau stérilisée par l'ébullition, et additionnée d'acide borique à 4 gr. pour 100 gr.

Pour arriver à une guérison rapide, il ne faut pas que le pus séjourne, ni dans le conduit, ni dans la caisse. La fréquence des lavages doit donc être proportionnée à la quantité de pus sécrété.

Le malade gardera la chambre pour ne pas s'exposer au froid. N'hésitez pas à pratiquer une piqûre de morphine, si malgré les instillations de cocaïne et l'absorption de la quinine ou de l'antipyrine les douleurs persistent.

Vous les verrez parfois reparaître en pleine période suppurative aussi intenses qu'au début. Elles sont dues à une véritable desquamation, épithéliale de la trompe, et épidermique du conduit, déterminée par le passage du pus.

Étiologie. — L'otite aiguë reconnaît pour causes :

1° Le froid (otite *a frigore*) ;

2° Des traumatismes simples ;

3° Des traumatismes chirurgicaux, suite de manœuvres maladroites pour l'extraction d'un corps étranger du conduit auditif externe.

4° Des corps étrangers projetés à travers une membrane du tympan déjà perforée. (Cependant on a cité des cas où un corps étranger avait pu séjourner de longs mois dans l'infundibulum de la caisse sans causer de réaction inflammatoire ;)

5° L'introduction brusque d'un liquide médicamenteux dans l'oreille moyenne par la trompe d'Eustache.

Lorsque par exemple on pratique une douche nasale

et que le malade fait un mouvement de dégludition pendant que la colonne de liquide traverse les fosses nasales postérieures, les mouvements de dégludition ayant pour effet de rendre momentanément béants les pavillons des trompes, il peut arriver qu'une certaine quantité de liquide pénètre dans la caisse.

J'en ai vu plusieurs cas où les phénomènes de réaction inflammatoire ont été très intenses.

6° Le catarrhe aigu ou chronique des premières voies respiratoires (amygdalite, pharyngite, tumeurs adénoïdes.)

Dans ce cas les deux oreilles peuvent être simultanément atteintes, et les douleurs sont exaspérées à chaque mouvement de déglutition.

La propagation inflammatoire se fait par un mécanisme facile à comprendre.

La trompe d'Eustache se terminant d'un côté dans le pharynx latéral, de l'autre à la partie supérieure de la caisse, vous concevez comment s'opère l'inflammation de voisinage.

7° La tuberculose.

C'est par un mécanisme analogue que se produit l'otite chez les tuberculeux.

Les bacilles de Koch sont pour ainsi dire en contact permanent avec la trompe d'Eustache, dans laquelle ils trouvent une route toute tracée pour pénétrer dans l'oreille moyenne.

Leur présence a été mainte fois constatée; notamment par M. le Dr Netter.

Les otites des tuberculeux offrent quelques particularités à signaler. D'abord elles sont moins douloureuses, sans être toutefois absolument indolores; de plus, leur traitement doit différer du traitement de l'otite ordinaire.

Il ne faut pas les guérir trop vite, sous peine de voir se produire, après que l'écoulement est tari, une poussée congestive du côté des poumons.

C'est évidemment à cette particularité de l'otite des tuberculeux, qu'est dû le préjugé funeste qui fait tous les ans une quantité considérable de sourds, préjugé qui compte encore des adeptes aussi fervents que nombreux même dans le monde médical, et qui consiste à respecter chez les adultes et surtout chez les enfants tout écoulement d'oreille sous peine de voir « le mal se porter ailleurs », pour me servir de l'expression consacrée en pareil cas.

Vous devrez traiter ces otites avec des injections légèrement astringentes, n'en augmenter que progressivement l'action curative, sans toutefois permettre à l'affection de devenir chronique, la suppuration prolongée devenant à la longue une cause d'affaiblissement.

Il existe une seconde forme d'otite tuberculeuse, c'est l'otite provoquée par une tuberculose locale (tuberculose du rocher).

Elle devient fatalement chronique et c'est en traitant de l'otite chronique que je vous en parlerai plus longuement.

Otite de la grippe. — Nous connaissions peu cette variété avant l'épidémie meurtrière de 1890. C'est elle qui nous a permis de la cataloguer à part.

Au début de l'épidémie, les cas d'otite observés ne s'écartaient pas sensiblement du type classique.

Les malades se plaignaient d'une douleur vive à l'une ou l'autre oreille, l'écoulement apparaissait et se tarissait dans les délais et avec les procédés habituels.

Plus tard elle se manifesta avec de telles anomalies

qu'on put la considérer comme une complication grave.

Faut-il en incriminer ce microbe particulier, qu'on n'a pas découvert, qui en passant à travers l'homme aurait augmenté de virulence comme augmente d'intensité le virus rabique en passant à travers le cobaye? C'est un point de pathologie expérimentale encore à élucider.

Mais il n'en est pas moins acquis, que vers l'acmée de l'épidémie, les otites ont revêtu un caractère infectieux.

La marche en a été anormale; les complications mastoïdiennes ont été beaucoup plus fréquentes.

Chez les nombreux malades que j'ai observés (ils ont été au nombre de 57) les limites extrêmes entre l'apparition des douleurs et l'apparition de l'écoulement ont été : deux heures et deux jours.

L'écoulement a été d'une abondance extême, les propagations mastoïdiennes très nombreuses. J'ai pu les observer dans 20 0/0 des cas, ce qui constitue par comparaison un chiffre absolument élevé. De plus ces mastoïdites ont toutes, à des intervalles plus ou moins éloignées du début, nécessité la trépanation.

Chez un malade, j'ai vu les cellules mastoïdiennes se prendre primitivement, la suppuration de la caisse n'a été que secondaire.

J'ai assisté chez lui à toutes les phases de la maladie, c'est le cinquième jour seulement après l'apparition du gonflement de la région mastoïdienne que les symptômes du côté de l'oreille moyenne se sont manifestés.

Un essai de pathologie expérimentale m'avait paru intéressant à tenter, et à cet effet j'avais confié à M. le Dr Chantemesse du pus d'otite recueilli dans des pipettes stérilisées,

Le pus examiné sur des lamelles montrait des staphylocoques. Inoculé dans le péritoine des souris, il les tuait en 24 heures, et celles-ci avaient les mêmes microbes dans le sang du cœur. Il n'a pas trouvé de pneumocoques.

Le Dr Netter, dans une communication faite le 24 janvier à la Société médicale des hôpitaux, sur des cas d'otite dont il avait examiné le pus, avait trouvé une fois des staphylocoques, deux fois des pneumocoques.

Dans la séance du 31 janvier, à la Société império-royale des médecins de Vienne, M. le professeur Weichelbaum, relatant les résultats de ses recherches sur l'influenza, annonçait qu'il avait trouvé dans trois cas d'otite moyenne, trois fois le diplocoque de la pneumonie.

Il serait intéressant de savoir si ces malades ont été atteints de pneumonie pendant la durée de l'otite.

Les résultats de l'inoculation pratiquée chez les cobayes a été négatif.

Ils ont présenté des abcès au point d'inoculation. (L'inoculation avait été pratiquée sous la peau du ventre).

Pendant huit jours, ils ont continué à bien manger et à bien se porter.

Ils ont été sacrifié le 8e jour.

L'autopsie n'a rien révélé d'anormal. Tous les organes paraissaient sains, à part la rate qui était un peu grosse.

L'examen microscopique de la rate, du poumon et du foie n'a rien présenté d'anormal.

Deux semences dans du bouillon de veau n'ont donné aucun résultat.

Otite des exanthèmes fébriles. — L'apparition d'un écoulement purulent des oreilles pendant le cours des exanthèmes fébriles (variole exceptée) est un fait banal, d'observation commune, et dont la fréquence constitue presque une règle générale.

Soit dans ses conséquences immédiates, soit dans ses conséquences éloignées, l'otite des exanthèmes fébriles est une complication au moins aussi grave que la broncho-pneumonie dans la rougeole, ou l'albuminurie dans la scarlatine.

Elle est commune surtout dans la rougeole; je l'ai constaté dans 70 0/0 des cas.

Indépendamment des dangers immédiats, méningite, abcès cérébraux, etc., elle peut compromettre par la rapidité avec laquelle la membrane se détruit, rapidité qui en constitue presque un signe distinctif, la vie sociale future des petits malades; en provoquant, soit une diminution notable de l'ouïe, soit une surdité complète qui dans bien des cas amènera la surdi-mutité.

Il peut paraître étrange de prime-abord, que la perte de l'ouïe puisse entraîner l'abolition de la parole, l'organe de l'ouïe et celui de la voix, n'ayant pas anatomiquement de connexion bien intime.

Il en est cependant ainsi. Tout enfant atteint de cophose avant l'âge de huit ans devient muet.

L'enfant qui n'entend plus, pour lequel les bruits extérieurs et le son de la voix sont lettre morte, n'éprouve pas le besoin de parler.

Il ne tarde pas à oublier les mots qu'il savait et à perdre l'usage de la parole.

J'ai été à même de constater cette particularité.

Il y a quelques années, j'ai donné mes soins à un petit malade devenu sourd-muet à l'âge de cinq ans, à la suite d'une otite aiguë double survenue au cours de la rougeole.

L'écoulement avait détruit la membrane du tympan et la chaîne des osselets.

Les statistiques du reste montrent que 25 p. 0/0 des sourds-muets le deviennent à la suite des complications auriculaires des exanthèmes fébriles.

La rougeole peut en revendiquer une bonne part.

Sur 400 sourds examinés par Kramer, 216 devaient leur surdité à un exanthème fébrile, et parmi eux 14 sur 15 la devaient à la rougeole.

J'ai recherché ici dans cet hôpital, s'il n'existait pas un symptôme qui permît au praticien de soupçonner au cours d'un exanthème fébrile une otite moyenne commençante, sans avoir recours à un examen local qui présente toujours, lorsqu'on n'a pas une connaissance approfondie de l'otologie (ce qui en l'espèce est la règle), de nombreuses difficultés, tant d'application que d'interprétation.

Il semble de prime abord que la douleur prémonitoire si intense et si caractéristique de l'otite moyenne puisse suffire à appeler l'attention.

Malheureusement pour la catégorie de malades chez lesquels s'évissent de préférence la scarlatine ou la rougeole, elle est loin de fournir un signe de quelque valeur.

Elle fait défaut dans bien des cas (cette otite ayant une marche de début presque insidieuse), et existât-elle que chez les enfants du premier âge elle est très difficile à interpréter.

L'augmentation de la température peut quelquefois faire soupçonner une otite commençante.

Quand dans le cours de la rougeole, vous verrez la température s'élever de 1, 2 et même 3 degrés, et que l'état du poumon ne vous donnera pas à l'auscultation l'explication de cette ascension brusque, pratiquez l'examen de l'oreille et vous constaterez les symptômes locaux de l'otite moyenne à son début.

En général, l'apparition de l'écoulement est suivi d'une rémission notable : 1 à 2 degrés.

Je dois ajouter que souvent la courbe thermométrique n'est en rien influencée soit par les prodromes de l'otite, soit par l'apparition de l'écoulement. Elle ne constitue donc qu'un symptôme d'une valeur relative.

La date de l'apparition de l'écoulement ne fournit aucune indication.

Pour ne citer que des chiffres extrêmes, j'ai vu l'écoulement apparaître trois jours et vingt jours après le début de l'exanthème.

Et cependant l'anatomie pathologique démontre, que l'otite débute en même temps que l'exanthème lui-même, sans toutefois se manifester par des signes extérieurs.

Dans une très bonne thèse soutenue en 1875, M. Cordier donne le résultat de vingt-trois autopsies de rubéoliques, chez lesquels il a pratiqué un examen minutieux de l'oreille moyenne. Chez tous, il a trouvé les traces d'une otite purulente, soit à la période initiale, alors que la seule lésion est une hypérémie de la muqueuse sans formation d'exsudat, soit à la période suppurative.

Il a constaté un véritable catarrhe spécifique, et les lésions de la muqueuse de la caisse étaient analogues à celles qu'on rencontre toujours dans la rougeole, sur les muqueuses nasale, oculaire, bronchique et intestinale.

Vous voyez que dans la rougeole, alors même que l'otite ne se manifeste par aucun signe appréciable, on la trouve toujours à l'autopsie en voie d'évolution.

Quelques essais de pathologie expérimentale que j'ai tenté dans le laboratoire de M. le professeur Grancher ne m'ont pas donné de résultats bien concluants.

Chez les quelques cobayes inoculés avec du pus provenant de l'oreille de rubéoliques, je n'ai le plus souvent déterminé aucune lésion. J'ai constaté une fois de la péritonite, et chez un cobaye inoculé le 28 juin et mort le 3 septembre, les lésions classiques de la congestion pulmonaire, qui a été probablement intercurrente, sans relations de causes à effet avec l'inoculation expérimentale. L'examen microscopique du pus montra la présence de microcoques en chaînette et de bacilles en virgule.

Cliniquement les otites moyennes survenant au cours d'un exanthème fébrile, présentent deux particularités à retenir :

1° Une marche insidieuse, en ce sens qu'aucun signe extérieur ne permet de la soupçonner.

2° Un écoulement d'une abondance extrême qui amène rapidement sur l'appareil transmetteur du son, des lésions d'autant plus à craindre que les deux oreilles peuvent être prises simultanément.

Traitement. — Il fut un temps où ces otites étaient considérées comme une des affections auriculaires les plus difficiles à guérir.

En 1853, dans un mémoire présenté à l'Académie et couronné par elle, un auteur devenu classique, Triquet, s'exprimait ainsi : « Les écoulements qui surviennent à la suite des exanthèmes fébriles se prolongent presque toujours longtemps, après l'apparition de la maladie principale. Ils entraînent avec eux et d'une manière à peu près constante, la perte de l'ouïe du côté affecté, ou bien une surdité plus ou moins complète et rebelle. »

Aujourd'hui grâce aux progrès réalisés en otologie, elles doivent non seulement guérir, si elles sont soignées à temps, mais encore on peut en empêcher souvent l'éclosion.

Les travaux de Netter ont démontré, que c'est par la trompe d'Eustache, que s'introduit dans la caisse au cours des exanthèmes, le coccus de la suppuration. On peut en empêcher l'invasion en ayant soin de badigeonner plusieurs fois par jour le pharynx tout entier, et surtout le pharynx latéral, avec un pinceau courbe trempé dans une solution d'acide borique à 4 0/0.

J'ai bien souvent évité de la sorte les complications auriculaires au cours de la rougeole, lorsque j'ai pu faire appliquer, ou appliquer moi-même le traitement dès l'apparition de l'exanthème.

Otite de la syphilis. — Les accidents primitifs, secondaires et tertiaires de la syphilis sont une cause fréquente de l'otite moyenne aiguë.

L'otite de la syphilis acquise reconnait en général pour cause une des lésions suivantes :

Chancre de l'amygdale ;

Plaques muqueuses pharyngiennes ;

Gommes pharyngiennes.

La propagation inflammatoire se fait par un mécanisme analogue à celui de l'otite des angines.

Elles ne présentent dans leur évolution aucune particularité digne d'être signalée.

Je vous ferai seulement observer qu'il est nécessaire, pour tarir rapidement l'écoulement, de traiter localement la cause qui l'a fait naitre.

Syphilis héréditaire. — La syphilis héréditaire a pour l'oreille une prédilection très marquée les perforations du tympan constituent, avec les malformations dentaires et les traces de kératite intersticielle, la triade hutchinsonienne.

Elle provoque deux sortes de lésions : les unes sont compatibles avec une intégrité apparente de l'organe et surviennent dans la majorité des cas après la puberté ; nous les étudierons plus tard, en traitant des rapports de la syphilis et de la surdité.

Les autres qui intéressent l'appareil transmetteur, et qui surviennent généralement dans le jeune âge, ont leur place toute marquée dans la description des otites purulentes aiguës.

L'otite de la syphilis héréditaire est indistinctement unilatérale ou bi-latérale. Presqu'invariablement elle est indolore. La mère s'aperçoit un matin que l'oreille de son enfant suppure, sans que l'écoulement ait été précédé de cris, d'insomnie, de fièvre; ni d'aucun des symptômes habituels de l'otite moyenne.

Elle a quelquefois une marche très rapide.

En quelques semaines, souvent en quelques jours, sous l'influence d'une thérapeutique générale et locale, toute trace d'écoulement disparaît, et la perforation est si parfaitement cicatrisée qu'il est impossible de savoir où elle a siégé.

Ce sont là les cas heureux que j'ai surtout observés à l'hôpital St-Louis, dans le service de M. le professeur Fournier, alors que j'étudiais en 1884 les manifestations de la syphilis héréditaire sur l'organe de l'ouïe et que j'assistais à l'éclosion, pour ainsi dire, des complications auriculaires.

Je pouvais, dès l'apparition de l'écoulement, appliquer le traitement local habituel.

Cette otite date généralement des premiers jours de la naissance, ce qui explique pourquoi on constate si souvent une perte de substance de la membrane du tympan sur des syphilitiques héréditaires adultes qui affirment, avec une entière bonne foi, ne jamais avoir eu d'écoulement d'oreille.

Lorsqu'un traitement approprié n'a pu être (ce qui est la règle) appliqué dès le début, la suppuration n'a aucune tendance à se tarir. Elle devient fatalement chronique ; entraînant avec elle toutes les conséquences de cet état spécial que je vous décrirai dans notre prochaine conférence, et qu'on a nommé otite purulente chronique.

OTITE PURULENTE CHRONIQUE.

On peut sans exagération, proclamer que de tous les processus morbides qui envahissent l'oreille moyenne, l'otite purulente chronique est celle qui localement, fait le plus de ravages.

Il faut ajouter qu'en présence de l'imminence constante des complications générales qu'elle est susceptible de déterminer les accidents locaux, si graves soient-ils, n'ont jamais qu'une importance secondaire.

L'otite purulente chronique a toujours pour point de départ une otite moyenne aiguë. Elle s'observe à tout âge, mais même chez l'adulte, dans l'immense majorité des cas, elle date de l'enfance.

Causes. — Elles sont multiples; s'il fallait cependant en formuler brièvement l'étiologie, on pourrait dire, qu'elle est la conséquence d'un traitement insuffisant ou d'un état général défectueux.

A de très rares exceptions près, l'otite purulente chronique devrait disparaître du cadre nosologique, s'il n'était de règle de considérer comme quantité négligeable tout écoulement d'oreille à son début.

Le plus souvent, pour ne pas dire toujours, un traitement approprié et appliqué dès l'apparition du mal, suffirait pour amener la guérison sans laisser de traces, et vous verrez au cours même de cette conférence, lorsque nous parlerons des complications, combien est considérable le nombre de facteurs de mortalité qu'on éviterait de la sorte.

Sans pousser les choses aussi loin, la disparition de l'otite purulente chronique n'aurait-elle pour conséquence que la diminution du nombre des sourds, que le résultat ne serait pas à dédaigner.

Aussi gravez profondément dans votre esprit les deux formules suivantes :

Tout écoulement d'oreille bien traité doit rapidement guérir.

Tout écoulement d'oreille négligé, indépendamment des difficultés qu'il crée à la vie sociale, peut entraîner la mort du malade.

La tuberculose,

La scrofule,

La syphilis,

L'absence de toute thérapeutique,

Constituent les trois facteurs principaux de la chronicité des écoulements d'oreilles.

Règle générale : tout écoulement de l'oreille qui persiste trois mois après son apparition peut être considéré comme chronique.

Diagnostic. — Pour en déterminer la cause, il est nécessaire concurremment avec l'examen local, de procéder à un interrogatoire minutieux du malade, et de rechercher ses antécédents.

C'est surtout du côté d'une des trois diathèses susnommées que vous devez diriger vos investigations.

L'examen local doit toujours être précédé d'un lavage abondant et d'une dessication de la caisse aussi complète que possible.

Le lavage doit être pratiqué avec de l'eau préalablement stérilisée par l'ébullition et additionnée par litre de 10 grammes de sulfate de soude.

En raison de la difficulté qu'il éprouve à s'écouler librement, le pus a une tendance à séjourner dans la caisse et à s'y concréter en magmas demi-solides qui constituent dans certains cas de véritables corps étrangers d'une fétidité repoussante.

Le sulfate de soude a la propriété de les désagréger, d'en faire une masse homogène que la colonne d'eau peut facilement entraîner.

Ne craignez pas de pratiquer une injection abondante. Un litre et même deux litres de liquide sont quelquefois nécessaires.

Immédiatement après, il faut, avec un porte-pinceau muni d'ouate phéniquée, et introduit profondement dans le conduit auditif externe, procéder à l'absortion du liquide qui pourrait encore y séjourner.

Cette manœuvre doit être exécutée avec une délicatesse extrême afin d'éviter toute sensation douloureuse.

La caisse ainsi débarrassée de la masse purulente qui l'obstruait, se trouve dans les conditions requises pour permettre un examen minutieux de tous les organes qu'elle renferme.

Etat local. — L'aspect que présentent les lésions est variable : leur étendue ainsi que leur gravité sont proportionnées généralement au temps qui s'est écoulé entre le début de la maladie et le moment où l'examen est pratiqué.

Les exanthèmes fébriles font exception à cette règle en raison de la tendance qu'ont les écoulements qui leur sont consécutifs, à provoquer rapidement des altérations profondes, et des pertes de substances considérables.

En introduisant le spéculum il est utile d'explorer avec soin le conduit auditif externe, car il peut arriver que sous l'influence de l'irritation locale de l'exsudat purulent, il ait été littéralement dépouillé de son enveloppe épidermique. Cet état très douloureux constitue une contre-indication momentanée, mais formelle, de toute médication astringente.

Vous le trouverez dans certains cas, surtout chez les eczémateux, crevassé, raviné pour ainsi dire. Le lit de la sorte de rigole que forme la crevasse est parfois à vif.

La sensibilité est alors telle, que le simple contact d'un astringent sur les parties dénudées provoquerait une douleur d'une intensité violente.

Il est indispensable de ne commencer le traitement curatif que lorsque le conduit aura recupéré son revêtement cutané. Cette cicatrisation s'opère d'elle-même sous l'influence d'injections de guimauve tièdes suffisamment renouvelées pour empêcher le pus de séjourner.

Voici la nomenclature des lésions que vous pourrez rencontrer et chacune d'elle comporte une description spéciale.

1° Simple perforation du tympan.

2° Perte totale de la membrane.

3° Perte d'un, de deux, ou de trois osselets.

4° Polypes du conduit auditif externe.

5° Polypes de la caisse.

6° Fongosités sur la membrane du tympan.

7° Fongosités dans la caisse.

8° Carie d'un ou de plusieurs osselets.

9° Carie du rocher.

10° Corps étrangers accidentels de la caisse.

Perforation. — La perforation simple apparaît sous forme d'une solution de continuité généralement arrondie dont le siège comme l'étendue peuvent varier à l'infini.

Les symptômes locaux qu'elle détermine sont proportionnés non pas tant à son étendue qu'à sa situation.

Vous verrez des malades auxquels tout le segment inférieur de la membrane manque et qui auront encore une acuité auditive presque normale.

Si au contraire la perforation siège au niveau de la membrane de Shrapnell, elle occasionne, malgré sa petite étendue, une surdité notable. La membrane de Shrapnell a du reste sa pathogénie propre. Il est rare qu'une perforation de cette région ne soit pas accompagnée soit de fongosités, soit d'une carie de l'enclume ou du marteau, qui aggravent singulièrement le pronostic et compliquent l'intervention curative.

Même en l'absence de lésions concomittantes, le traitement nécessite, comme vous le verrez, un outillage spécial et des soins particuliers.

Les perforations peuvent être multiples, il n'est pas rare d'en constater deux, trois, quatre, de grandeurs variables.

On trouve même des membranes littéralement criblées de perforations, qui lui donnent l'aspect d'une écumoire.

L'étendue des pertes de substance et leur multiplicité, sont le plus souvent en raison directe du temps qui s'est écoulé depuis l'appartion de la maladie.

Les exanthèmes fébriles font exception à cette règle et constituent en l'espèce de véritables facteurs de gravité.

Vous verrez exceptionnellement, des perforations d'une petite étendue, chez des malades dont l'écoulement remonte à plusieurs années, et des pertes de substance considérables, dans des affections récentes.

L'ouïe peut être conservée presque normale, dans certains cas où il semblerait qu'elle doit être totalement abolie en raison de l'étendue de la perforation ; seule une lamelle de membrane subsiste, s'étendant de la voûte du conduit à l'ombilic du tympan.

Elle sert de point d'attache au manche du marteau et à l'enclume.

La chaîne des osselets subsiste intacte dans ces conditions; et s'il n'existe ni ankylose de leurs articulations, ni d'altérations consécutives des membranes des fenêtres ronde ou ovale, l'acuité auditive est conservée dans des proportions suffisantes ; les ondes sonore trouvant un appareil transmetteur du son capable de remplir ses fonctions Physiologiques.

Lorsque seul l'étrier reste, la surdité, tout en étant considérable, peut ne pas être complète, si cet osselet a conservé un certain degré de mobilité.

Par lui seul, les ondes sonores peuvent encore être transmises à l'oreille interne.

Dans le cas où la membrane du tympan est détruite dans sa totalité et que tous les osselets ont été entraînés par la suppuration la surdité est complète.

Polypes. — Il n'est pas rare d'apercevoir, soit sur ce qui reste de la membrane, soit sur les parois du conduit auditif externe, soit dans la caisse, des polypes de dimensions diverses.

Ce sont en général des polypes muqueux qui apparaissent sous forme d'excroissances framboisées, de volume variable et plus ou moins nettement pédiculés.

Ils saignent facilement. L'examen microscopique a du reste démontré, qu'ils ressemblaient histologiquement aux vaisseaux sanguins.

Ils peuvent indifféremment ne pas dépasser le volume d'une tête d'épingle, ou occuper tout le diamètre du conduit.

Il faut alors, pour se rendre un compte exact des lésions de la caisse, procéder préalablement à leur ablation.

Nous avons pour cela des procédés chirurgicaux dont je vous indiquerai la technique dans un chapitre spécial.

Ceux qui prennent leur base d'implantation sur la membrane elle-même sont rares. Le plus souvent vous ne constaterez là que des nappes fongueuses, sans pédicules.

Elles ont l'aspect de véritables bourgeons charnus dont le nombre et la grosseur varient indéfiniment.

Elles sont où isolées et dépassent rarement le volume d'un grain de blé, ou bien elles sont multiples et ont alors l'apparence d'une masse granuleuse framboisée, qui peut recouvrir toute la surface du segment de membrane qui subsiste encore.

Un simple attouchement avec un stylet mousse suffit pour provoquer une hémorrhagie en nappe très légère, sous laquelle l'aspect primitif disparaît et est remplacé par une nappe rougeâtre uniforme qui ne tarde pas à être entraînée par le pus qui sort constamment de la caisse.

Il se peut aussi; que par la perforation sorte une masse polypeuse ayant l'aspect d'un bourgeon charnu, prenant sur une des parois de la caisse sa base d'implantation.

Ces formes diverses d'une même lésion peuvent exister simultanément ou séparément.

Il vous arrivera donc à l'examen au spéculum d'apercevoir :

Un polype du conduit;

Des fongosités multiples sur la membrane ;

Un polype émergeant de la caisse.

Habituellement, alors qu'aucune injection n'a précédé l'examen, toutes ces lésions sont totalement ou partiellement recouvertes de pus, strié en général de petits filets de sang.

Leur aspect se trouve ainsi modifié du tout au tout, et sous la couche de pus qui les recouvre, elles sont très difficilement aperçues. C'est pour cela que j'ai appelé votre attention sur la nécessité d'un lavage et d'une dessiccation préalables du conduit, de la membrane, et de la caisse.

Lorsque le polype ou les fongosités obstruent en entier la caisse ou le conduit auditif externe, une intervention chirurgicale hâtive s'impose, et tout retard apporté à leur ablation peut déterminer des phénomènes de r-ention du pus, dont les conséquences peuvent rapidement atteindre un haut degré de gravité ; soit en provoquant une compression sur l'oreille interne avec toutes ses conséquences, (vertiges, syncopes, etc.) soit en forçant le pus à se créer une issue du côté de la boîte crânienne par la paroi supérieure de la caisse, ou du côté de la région mastoïdienne.

Il est bien évident que l'exsudat purulent peut, jusqu'à un certain point, s'écouler par la trompe d'Eustache ; mais indépendamment des troubles généraux que peut amener à la longue ce mode d'écoulement, il suffit d'un magmas purulent, même d'un petit volume, venant s'appliquer à l'ouverture osseuse de ce conduit, pour l'obturer totalement et donner lieu aux complications que je viens de vous signaler.

Lorsqu'il n'existe ni polypes, ni fongosités, la muqueuse de la caisse apparaît généralement décolorée et épaissie.

Leur absence n'est dans tous les cas qu'exceptionnelle, car la caractéristique des écoulements longtemps prolongés, est la formation dans la caisse, le conduit ou sur la membrane, de polypes ou de fongosités polypeuses.

Carie.—Il est indispensable d'explorer minutieusement, à l'aide d'un stylet mousse, non seulement toutes les parois de la caisse qui sont accessibles, mais encore les organes qu'elle contient.

Cette exploration donnera dans bien des cas l'explication de la persistance de l'écoulement et de l'odeur *sui generis*, en révélant l'existence soit d'une carie du rocher, soit la nécrose totale ou partielle d'un ou de plusieurs osselets.

Vous avez dans ces cas la sentation et la sonorité particulière, que rend sous le stylet l'attouchement d'une surface osseuse dénudée de son périoste.

Ce mode d'investigation doit être pratiqué avec une légèreté et une dextérité très grandes, aussi bien à cause de la sensibilité extrême de la région, que pour ne pas créer de lésions nouvelles.

Il peut arriver que la chronicité de l'otite soit la conséquence d'un corps étranger accidentellement introduit dans la caisse et dont la présence ait été méconnue.

Un examen minutieux doit toujours le faire découvrir.

Conséquences locales. — Même après guérison de l'écoulement, l'otite purulente chronique laisse sur l'appareil transmetteur du son des traces indélébiles de son passage.

La plus fréquente après la perforation est la membrane de seconde formation.

Vous savez que la conséquence forcée, obligatoire, de toute suppuration prolongée de l'oreille moyenne est d'entraîner une perte de substance de la membrane du tympan.

Elle est comme une marque de fabrique de l'affection.

Il arrive souvent que cette perte de substance soit comblée par la formation d'une membrane nouvelle qui a reçu le nom de membrane de seconde formation.

Cette myringoplastie cicatricielle présente un grand avantage. Elle diminue les chances de récidive de l'écoulement en empêchant l'air extérieur d'exercer son action nocive sur la muqueuse de la caisse.

Par contre elle a une action à peu près nulle sur l'augmentation de l'acuité auditive.

Elle se présente, sous forme d'une pellicule mince, transparente, dont la ténuité moindre en constitue le caractère le plus essentiel.

Si avec le spéculum de seigle on attire le tympan en dehors, on voit immédiatement apparaître sous le champ du spéculum, la membrane de seconde formation en convexité saillante, convexité limitée à ses points d'attache, alors que ce qui reste de la membrane normale, conserve sa surface plane habituelle.

Cette insuffisance de résistance reconnaît pour cause l'absence de la couche fibreuse qui donne au tympan la ténuité nécessaire, pour en faire une surface vibrante, et difficilement dépressible.

Si les couches cutanée et muqueuse ont la propriété de se reformer facilement, et dans certains cas avec une rapidité vraiment surprenante, la couche fibreuse, elle, ne se reforme jamais, et c'est son absence qui permet si facilement de distinguer sur une membrane primitive, un segment de membrane de seconde formation.

En raison même du manque de tension qui la caractérise, elle est incapable de vibrer sous l'action des ondes sonores et est par cela même absolument inutile dans le phénomène de la transmission du son.

Vous voyez donc que si elle forme une sorte de rempart protecteur de la muqueuse de la caisse contre l'air extérieur, elle est incapable d'aider à l'accomplissement des fonctions physiologiques de la membrane.

Modifications de rapport. — La chaîne peut subir sous l'influence tant du processus inflammatoire, que de la suppuration prolongée ; des modifications de rapports et des modifications articulaires qui en entravent dans des proportions variables, mais toujours sensibles son fonctionnement. Tantôt vous trouverez le marteau et l'enclume superposés ou juxtaposés, tantôt vous constaterez une véritable ankylose de tous les osselets, et vous voyez sans qu'il soit besoin d'y insister, les conséquences de ces lésions anatomo-pathologiques.

La muqueuse de la caisse est toujours impressionnée d'une façon notable par les suppurations chroniques.

Elle est dans le plus grand nombre des cas hypertrophiée, parfois complètement détruite.

Si l'hypertrophie a respecté les points essentiels, tels que la fenêtre ronde et ovale, elle n'entraîne qu'une diminution légère de l'acuité auditive, mais si la première est atteinte, la surdité en est la conséquence fatale, la platine de l'étrier ne pouvant plus suffisamment la déprimer pour amener la transmission des ondes sonores à l'oreille interne.

On connaît moins l'influence de l'épaississement de la muqueuse lorsqu'elle est limitée à la fenêtre ronde seule.

Dès que le processus inflammatoire a par sa durée amené la destruction de la muqueuse, les parois osseuses ne tardent pas à se carier.

Le pronostic revêt alors une gravité réelle, car la présence d'un séquestre dans la caisse, augmente non-seulement la sécrétion purulente, mais empêche aussi les effets de toute médication curative ; agissant en somme comme tous ses congénères d'un point quelconque du squelette.

Une intervention chirurgicale est en l'espèce impossible à tenter, tant que le séquestre reste solidement fixé à son point d'attache.

L'exiguité de la cavité dans laquelle on opère ne permet d'autres instruments que la pince, et la fragilité des organes qu'elle contient est une contre-indication formelle à toute tentative *violente* d'extraction.

Il faut attendre pour la pratiquer, le moment où ayant perdu la presque totalité de ses points d'attache, le séquestre pourra être facilement détaché au moyen de tractions légères.

Paralysie faciale. — Si la lésion osseuse occupe l'acqueduc de Fallope, une paralysie faciale est à redouter, aussi bien par névrite amenée par le contact permanent du pus avec le nerf lui-même, que par destruction partielle ou totale du tronc nerveux.

Je vous ai cité un cas de ce genre, observé ici, dans cet hôpital même, chez un enfant tuberculeux, à l'autopsie duquel nous eûmes l'explication d'une paralysie faciale, survenue brusquement au cours d'une otorrhée, en constatant une destruction totale du nerf auditif.

Sclérose osseuse. — Dans certains cas plus rares et moins graves du reste, on constate une véritable sclérose osseuse, soit de la caisse, soit de ses parties avoisinantes. Hartmann a pu constater une véritable éburnation de toute la région mastoïdienne, en autopsiant des sujets atteints de suppuration chronique de l'oreille.

Cette sclérose osseuse peut amener par oblitération la disparition de l'antre mastoïdien et des cellules mastoïdiennes.

J'en ai constaté deux exemples dans le laboratoire de M. le professeur Farabeuf où j'étudiais certaines particularités anatomiques de la région mastoïdienne.

La substance osseuse présentait une résistance telle que j'éprouvais de réelles difficultés à l'entamer avec la gouge et le maillet.

Je pénétrai jusqu'à la dure-mère en enlevant la surface osseuse par lamelles très minces sans trouver ni cellules, ni antre mastoïdien.

Voulant avoir l'explication de cette anomalie, je pratiquai l'examen de la caisse et je constatai les traces indéniables d'une suppuration chronique.

Je dois ajouter que les deux sujets étaient des vieillards.

Il eût été intéressant de savoir quelle avait été la durée de l'écoulement.

Urbantschich a signalé des cas de perversion gustative voire d'abolition totale du sens du goût par lésion ou disparition de la corde du tympan.

Brides cicatricielles. — La formation de brides cicatricielles, entre le promontoire et la membrane du tympan ou la chaîne des osselets, est une lésion anatomo-pathologique commune de l'affection qui nous occupe.

On en fait le diagnostic au moyen du spéculum de Seigle ou du raréfacteur de Delstanche. Le segment de membranes sur lequel elles sont fixées reste immobile même à une aspiration énergique, alors que la surface libre subit les effets de la raréfaction en accomplissant les mouvements de va et vient que lui imprime l'instrument.

Elles sont un obstacle permanent au bon fonctionnement de ce qui reste de l'appareil transmetteur, et il faut, dès qu'elles sont reconnues, en pratiquer la section, soit au galvano-cautère, soit avec le ténotome. Je reviendrai du reste sur ce procédé opératoire en vous parlant du traitement des adhérences fibreuses consécutives à l'otite catarrhale chronique.

Abcès mastoïdiens. — Je ne fais ici que vous les mentionner, car leur diagnostic, leur marche et la technique opératoire de leur ouverture, fera le sujet de notre prochaine conférence.

Complications générales. — On pourrait aussi bien et sans exagérations les appeler complications graves.

Elles sont heureusement exceptionnelles, mais malgré leur rareté, elles n'en constituent pas moins un danger permanent. Tant que dure la sécrétion purulente elles peuvent constamment surgir.

Je vous les énumère par ordre de fréquence :

1° La méningite, par propagation jusqu'aux méninges du processus inflammatoire ;

2° Les abcès cérébraux ;

3° La phlébite et la thrombose des sinus ou de la veine jugulaire ;

4° Les hémorrhagies par érosion de la carotide interne.

Méningite otitique. — Les symptômes généraux de la méningite et des abcès cérébraux ne diffèrent pas sensiblement. Cependant un diagnostic différentiel s'impose en raison du traitement à instituer.

L'un est chirurgical, l'autre ne peut être justiciable que d'une thérapeutique médicale.

Vous devez avant tout, rechercher, lorsque vous serez en présence d'une complication cérébrale d'origine auriculaire, s'il n'existe pas un point douloureux dans la région.

Son lieu d'élection est difficile à préciser d'une façon bien mathématique, il siège soit sur l'apophyse mastoïde, soit sur les parois crâniennes avoisinant l'oreille.

En déterminant une sensation douloureuse à la pression on peut soupçonner la présence d'une collection purulente intra-crânienne, mais je dois ajouter que ce signe n'a pas une valeur pathognomonique.

Il est en effet des cas de méningite otitique dans lesquels on provoque un mouvement ou une plainte du malade en comprimant un des points quelconques de la région mastoïdienne.

Quoi qu'il en soit, l'abcès cérébral et la méningite d'origine auriculaire ne diffèrent en rien de la méningite et des abcès cérébraux ordinaires, et leur description relève plutôt d'un traité de médecine ou de chirurgie.

Phlébite. — La phlébite et la thrombose des sinus constituent une des complications les plus rares de l'otite purulente chronique.

Elles se manifestent par une élévation de la température (40 degrés et au-dessus), une accélération du pouls et des frissons répétés.

Si la phlébite a atteint une veine apparente comme la jugulaire, on constate sur son trajet un cordon induré.

Comme l'a démontré Beck (*Deutshe Klinik*, 1863) des paralysies des nerfs de la fosse jugulaire peuvent survenir si une compression vient à s'exercer sur eux.

La thrombose du sinus est presqu'impossible à diagnostiquer sur le vivant.

Le fait ne présente en lui même qu'une importance relative, la terminaison fatale étant la règle.

Hémorrhagies. — Les hémorrhagies par érosion de la carotide sont toujours mortelles.

Elles sont peu communes.

Elles surviennent lorsqu'une carie osseuse au voisinage de la carotide a produit une érosion de ce vaisseau, soit par déchirure directe, soit par ramollissement des parois artérielles, ramollissement provoqué par une sorte d'immersion prolongée dans le pus, des enveloppes artérielles.

Elles se manifestent par un écoulement considérable de sang par le conduit auditif externe, la trompe d'Eustache et le naso-pharynx.

Le seul moyen d'empêcher une issue fatale, consiste à pratiquer la ligature du vaisseau atteint.

Durée. — La durée de l'otite purulente chronique est subordonnée à l'étendue, au genre des lésions, à l'état général des malades et à la façon dont le traitement est appliqué.

Elle varie de quelques mois à plusieurs années.

Livrée à elle-même, elle n'a aucune tendance à guérir seule.

Avec un traitement approprié on peut tarir en quelques jours un écoulement même très ancien.

Traitement. — Avant d'instituer un traitement, il est indispensable non seulement de se rendre un compte bien exact de l'état général du malade, de rechercher si on a affaire à un scrofuleux, un tuberculeux, un syphilitique, mais encore de faire un diagnostic local aussi rigoureux que possible.

En un mot, vous devez bien vous convaincre que l'issue de l'affection dépend du soin que vous aurez apporté à reconnaître la nature des lésions.

Vous avez pu voir, lorsque je vous ai énuméré les facteurs de l'otite purulente chronique, combien était nombreuses leurs variétés.

Pour faire un exposé méthodique des différents modes de traitement, il faut passer en revue les lésions en présence desquelles vous pouvez vous trouver.

Lorsqu'après une irrigation et une dessication préalable de la caisse, précédée elle-même d'un interrogatoire minutieux du malade, vous vous êtes placés dans les conditions indispensables à un bon examen, vous devez rechercher tout d'abord s'il n'existe pas dans la caisse la cause de la persistance de l'écoulement (carie du rocher, carie d'un ou plusieurs osselets, polypes, fongosités, corps étrangers, tubercule, etc...)

Si vous constatez que l'otite est simple, c'est-à-dire que sa chronicité est due à un traitement jusque-là mal exécuté ou simplement insuffisant, vous obtiendrez une guérison rapide au moyen de lavages antiseptiques, suivis d'une insufflation d'acide borique très finement pulvérisé.

L'insufflateur à poudres communément employé dans les hôpitaux est l'instrument le plus pratique, et c'est lui que je vous engage à employer.

La couche d'acide borique doit être suffisante pour remplir la caisse et le conduit.

C'est un véritable pansement par occlusion.

Il est indispensable, surtout dans les premiers jours, de pratiquer quotidiennement l'examen direct au spéculum pour vous assurer de l'état de votre pansement, et vous devez le renouveller aussi souvent qu'il est nécessaire, c'est-à-dire chaque fois que l'écoulement aura fusé à travers la couche d'acide borique insufflée.

Si la perforation de la membrane du tympan siège sur la membrane de Schrapnell, la technique des injections présente une particularité à signaler.

En raison même de la situation élevée des lésions, les lavages pratiqués avec l'injecteur ordinaire sont forcément incomplets. Il faut se servir d'une canule spéciale, connue sous le nom de canule d'Hartmann et l'introduire dans la caisse comme le montre la planche ci-contre. S'il existe à ce niveau une fongosité, vous devrez la détruire, soit avec le galvano-cautère, soit au moyen d'un caustique fixé à un stylet mousse. Vous pouvez employer indifféremment le sulfate de zinc, le perchlorure de fer, l'acide chromique, etc...

Il en est de très diffluents qu'il faut proscrire en raison de la difficulté qu'on éprouve à limiter leur action à un point déterminé.

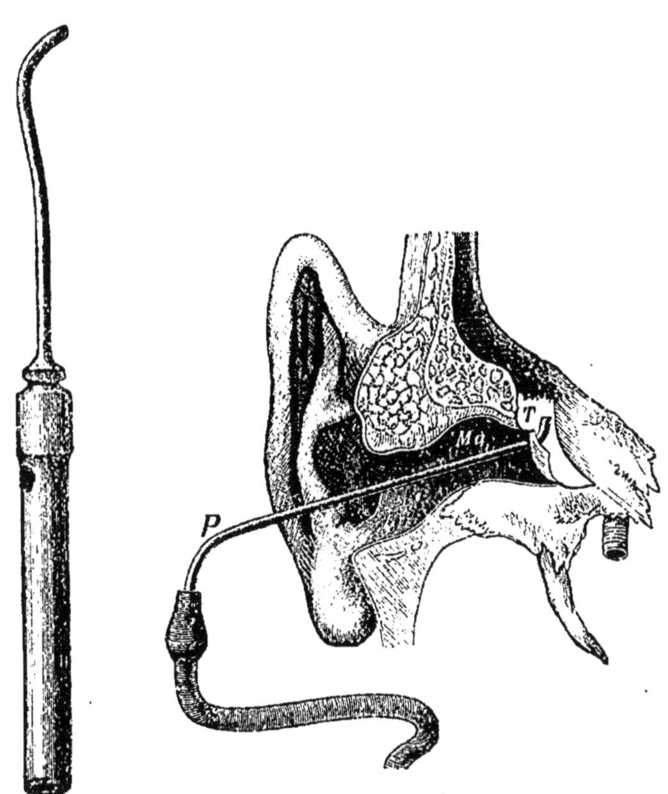

Fig. 15. Canule d'Hartmann. (Hartmann).

Fig 16. Canule d'Hartmann introduite dans la caisse. *Ma* conduit auditif externe. — P canule d'Hartmann. — T caisse. (Hartmann).

L'acide chromique qui rentre dans cette catégorie, ne doit pas être exclu pour cela, car il est facile d'en neutraliser les effets avec une solution concentrée de bicarbonate de soude.

Toutes les cautérisations pratiquées sur le tympan ou

la muqueuse de la caisse doivent être précédées d'un badigeonnage avec une solution de cocaïne à 20 0/0.

Si la suppuration est entretenue par la présence d'un polype, il faut en pratiquer l'abblation et la cautérisation.

Si vous constatez la carie d'un des osselets, il ne faut pas hésiter à en faire la résection.

Cest une opération relativement facile et qui consiste tout simplement à réséquer avec une pince coupante la partie atteinte.

S'il existe un corps étranger, il faut l'extraire en vous servant des moyens que je vous ai déjà indiqués.

Dans les cas de carie du rocher rappelez-vous qu'il faut agir très prudemment dans vos tentatives d'extraction du séquestre.

Après l'avoir solidement saisi entre les mors d'une pince, il faut lui imprimer des mouvements de va-et-vient, mais sans traction brusque.

Toute manœuvre doit immédiatement cesser, quitte à être reprise plus tard si on sent que le séquestre est encore solidement encastré.

Dans ce cas il faut se borner à des lavages, répétés plusieurs fois par jour, avec une solution désinfectante, de salol ou de permanganate de potasse.

Il vient toujours un moment où le travail d'élimination aidant, le séquestre se détache.

Il est quelque fois utile pour activer la guérison de modifier la muqueuse de la caisse elle-même, lorsque par exemple elle est notablement hypertrophiée ou recouverte de tissu conjonctif de nouvelle formation.

On se trouve bien dans ces cas d'instillations de nitrate d'argent au 20e

Si la douleur consécutive est trop aiguë pour être longtemps supportée, il faut pratiquer un lavage de l'oreille avec une solution chlorurée sodique (deux cuillerées à bouche de sel de cuisine par litre d'eau.)

Il peut arriver que la suppuration soit entretenue par la présence sur la membrane ou dans la caisse de fongosités en nappes, à proéminence presqu'insignifiante, et très difficiles à atteindre avec le galvano-cautère ou les cautérisations chimiques,

Elles se laissent facilement modifier par des instillations d'alcool rectifié à 90° préalablement chauffé au bain-marie.

Lorsque ces instillations sont douloureuses, il faut soumettre le malade à un véritable entraînement.

On commence par couper l'alcool de partie égale d'eau stérilisée, et on arrive progressivement à employer l'alcool pur.

Enfin il faut avant tout obéir aux indications que l'état général a fourni :

Donner par exemple le traitement spécifique aux syphilitiques, de l'huile de foie de morue aux scrofuleux, etc.

L'action de la tuberculine de Koch sur les affections tuberculeuses de l'oreille ne paraît pas avoir donné des résultats bien satisfaisants ainsi qu'en témoigne la communication de M. Schwalbach faite le 3 avril 1891 à la société de médecine interne de Berlin.

Je copie textuellement :

M. Schwalbach : « J'ai examiné les oreilles de 11 malades atteints de phtisie pulmonaire et traités dans les cliniques internes. J'ai soigné, en outre une petite fille âgée de six ans, qui était atteinte d'une tuberculose osseuse et en même temps d'une double otite chronique purulente. Sur les 11 malades atteints de phtisie, il y en avait 5 chez lesquels on ne constatait que les symptômes initiaux de la tuberculose, tandis que chez les six autres le processus tuberculeux était plus ou moins avancé. Les injections de tuberculine furent faites suivant la méthode habituelle. Dans les sécrétions purulentes de l'oreille, je ne pus constater avec certitude que trois fois la présence des bacilles de la tuberculose.

La réaction locale consécutive aux injections se manifesta par des douleurs assez légères au niveau des oreilles et par des sensations de bourdonnement. Deux fois je constatai une augmentation du nombre des bacilles après la première injection.

En somme, je n'observai dans la plupart des cas aucune modification ; l'état des trois malades empira, mais le processus tuberculeux était chez eux très avancé. Un malade sortit guéri, et chez deux autres, qui avaient une otite moyenne simple, on a renoncé au traitement par les injections.

Chez le premier des trois malades dont l'état empira, la sécrétion augmenta, la perforation du tympan devint de plus en plus grande et au bout de cinq semaines il survint une paralysie complète du nerf facial. Cette même paralysie fut observée chez le second malade après la cinquième injection et chez le troisième après la dix-huitième. Ces trois malades sont morts.

Chez le malade qui a guéri, la sécrétion cessa entièrement et l'ouïe s'améliora beaucoup. Il faut dire du reste, que l'aggravation de ces otites s'observe aussi chez les malades qui ne sont pas soumis à l'action de la tuberculine, et qu'on obtient de même des guérisons en dehors du traitement de Kock.

Pour contrôler mes expériences, j'ai fait des injections de tuberculine chez quatre malades atteints de lésions non tuberculeuses des oreilles.

Chez aucun je n'ai observé de réaction locale, mais chez deux il y eut une réaction générale, avec une température de 40°4 dans un cas ».

L'otite des tuberculeux réclame, je vous l'ai dit, certains ménagements.

Il ne faut pas chez eux rechercher une guérison trop hâtive qui pourrait déterminer des poussées congestives du côté du poumon.

Vous devez recommander aux malades de se coucher la nuit sur l'oreille qui suppure, pour éviter que le pus séjourne dans la caisse et soit déversé dans les voies digestives par l'intermédiaire de la trompe d'Eustache.

POLYPES

Les polypes de l'oreille prennent leur base d'implantation :

Dans la caisse.

Sur le conduit auditif externe :

Sur la membrane du tympan.

Moos et Steinbrügge ont publié une statistique de 100 cas de polypes de l'oreille et ils ont constaté que :

75 fois ils prenaient leur base d'implantation sur la paroi labyrinthique de la caisse.

25 dans le conduit auditif externe.

Cette statistique vous permet de vous faire une idée exacte de leur siège de prédilection :

Vous voyez que le plus communément, ils naissent dans la caisse, plus rarement dans le conduit, et tout à fait exceptionnellement sur la membrane du tympan, puisque sur 100 cas observés il n'en existe pas un seul.

Ne prenez pas cependant absolument à la lettre les résultats de cette statistique, vous vous exposeriez à des mécomptes.

Les polypes de la membrane du tympan sont évidemment rares, mais ils existent.

Je n'ai pas à vous donner la définition du polype, vous avez eu assez souvent l'occasion d'en observer dans vos services de chirurgie, pour me dispenser de vous en décrire et la forme et l'aspect.

Laissez-moi vous rappeler seulement qu'ils sont composés d'un pédicule et d'un corps.

Les polypes de l'oreillle peuvent être indistinctement isolés ou multiples et avoir une base d'implantation large ou mince.

Leur volume est variable.

Les uns atteignent à peine la grosseur d'un grain de blé.

Les autres celle d'une noisette.

Exceptionnellement, le conduit auditif externe tout entier et l'oreille moyenne peuvent en être remplis.

Suivant leur grosseur, leur multiplicité et leur siège d'implantation, ils donnent lieu à des symptômes différents qui peuvent, vous le verrez, provoquer parfois des phénomènes généraux graves, susceptibles de faire croire à une lésion cérébrale.

On rencontre dans l'organe auditif trois formes différentes de polypes qui par ordre de fréquence sont les suivants :

Les polypes muqueux ;

Les polypes fibreux ;

Les myxomes.

Polypes muqueux. — Les polypes muqueux sont d'un rouge vif, de consistance molle, se laissant facilement déprimer par le stylet.

Leur vascularité est parfois très grande : Ils saignent facilement.

Bilroth, Kessel, Stendener, ont constaté à leur surface des capillaires nombreux, parfois si nombreux même, qu'à l'examen microscopique, on pouvait croire à l'existence d'une tumeur vasculaire.

Ils étaient composés exclusivement des éléments des vaisseaux sanguins.

Fibreux. — Les polypes fibreux ont une coloration plus pâle, ils sont plus résistants et proviennent habituellement du périoste dont ils revêtent la structure.

Myxomes. — Les myxomes sont rares, ils sont formés de tissu conjonctif gélatineux, qui d'après Stendner ne serait autre que le tissu ambryonnaire de la caisse.

Meissner a trouvé dans quelques cas de polypes de l'oreille des filets nerveux dans le pédicule, jamais il n'en a rencontré dans le corps.

Etiologie. — On a longtemps discuté sur l'étiologie des polypes auriculaires. Comme ils s'accompagnent toujours d'otorrhée plus ou moins abondante, on s'est demandé s'ils étaient la cause ou l'effet de l'écoulement.

Il semble aujourd'hui démontré, qu'ils peuvent être considérés comme une des complications à longue échéance des otites purulentes anciennes.

Il faut cependant faire une restriction; il arrive assez souvent qu'on supprime un écoulement ancien en enlevant un polype de la caisse et en détruisant soigneusement son pédicule.

On est alors en droit de se demander si après avoir été une des conséquences de l'otite purulente, le polype ne contribue pas pour une large part à entretenir la suppuration.

De sorte qu'on peut en conclure avec quelque vraisemblance qu'après avoir été primitivement l'effet de l'écoulement, il peut à la longue en devenir la cause.

Quoi qu'il en soit, un fait est acquis, c'est que son apparition est toujours précédée d'un écoulement purulent de l'oreille.

Dans les statistiques de Moos et de Steinbrügge que je vous ai citées; 10 fois sur cent, en même temps que les polypes il existait une carie du rocher.

On a cherché à faire intervenir l'état général dans leur étiologie.

Je ne pense pas qu'il faille accorder quelque créance à cette manière de voir.

J'estime que si l'état général joue un rôle dans la production des polypes de l'oreille, c'est d'une façon tout à fait indirecte et détournée.

En effet c'est principalement chez les strumeux et les tuberculeux, qu'on rencontre les otites purulentes chroniques, et comme il est admis que celles-ci sont les causes originaires des productions polypeuses, l'état général ne contribue à leur formation, qu'en empêchant les moyens thérapeutiques ordinairement employés, d'agir d'une façon efficace sur l'écoulement lui-même.

L'âge, pas plus que le sexe n'ont aucune influence sur leur production. On les rencontre indistinctement aussi bien chez les adultes que chez les enfants, et chez les femmes que chez les hommes.

Marche. — Leur marche est tantôt lente et tantôt rapide.

Souvent, un polype de la caisse ou du conduit, restera des années entières sans que son volume primitif soit augmenté d'une façon sensible, alors que d'autres fois il atteindra en quelques semaines un volume relativement énorme.

Le même phénomène se passe pour les récidives qui sont fréquentes.

J'ai vu un jeune homme de 25 ans tuberculeux, et atteint d'otite moyenne purulente chronique datant de l'enfance, chez lequel un polype de la caisse de la grosseur d'un poids chiche récidiva trois fois en trois semaines, et chaque fois il atteignit en huit jours le même volume.

L'opération, avait été pratiquée avec les précautions d'usage et j'avais cautérisé au galvano-cautère le pédicule avec le plus grand soin.

Je dois vous avouer que les cas de ce genre sont extrêmement rares.

Le plus habituellement lorsqu'il doit y avoir récidive, le polype met plusieurs mois à reparaître et souvent il n'atteint pas le développement qu'il avait au début.

Quoique communes, les récidives ne se renouvellent pas à l'infini ; la guérison est toujours la règle. Il faut cependant en excepter les cas où la supuration de la caisse est entretenue par une carie du rocher d'origine tuberculeuse : on doit alors s'attendre à voir les polypes récidiver aussi longtemps que subsiste la cause qui les fait naître.

Livrés à eux-mêmes ils ont une marche constamment progressive.

Symptômes. — Ils donnent lieu à des symptômes locaux et généraux.

Les symptômes locaux ne diffèrent pas sensiblement au point de vue subjectif de ceux de l'otite suppurée. A de rares exceptions près, à moins qu'ils ne fassent saillie par le conduit auditif externe, le malade ignore leur existence jusqu'au jour où il se soumet à un examen local.

Le seul signe apparent qui puisse en faire soupçonner l'existence est la présence intermittente d'un exsudat sanguinolent, mélangé au pus. Parfois même il se produit du côté de l'oreille de véritables petites hémorrhagies.

Les douleurs lorsqu'elles surviennent, revêtent le caractère des douleurs lancinantes. Elles sont très aiguës, durent peu, réapparaissent souvent. Il n'est possible ni de les prévenir, ni d'en déterminer la cause exacte. Il est à présumer qu'un petit filet nerveux se trouve momentanément comprimé par un gonflement subit du corps étranger, et que la douleur disparaît dès que la compression cesse.

Elles constituent une véritable aggravation subjective du mal.

Le malade qui jusque-là, malgré son otite chronique suppurée, pouvait continuer sa vie normale et considérer son affection comme une quantité négligeable, se trouve tout à coup dans des conditions pathologiques telles, qu'il se décide à demander un soulagement à ses souffrances.

Symptômes généraux. — Les symptômes généraux manquent le plus souvent.

Ils se manifestent, lorsque le polype siège dans le conduit auditif externe et que la membrane du tympan n'a participé à l'inflammation de la caisse que dans des proportions minimes.

Ils paraissent dus à la compression qu'exerce le polype sur l'appareil transmetteur, par un mécanisme analogue à celui que je vous ai décrit en vous parlant des corps étrangers de l'oreille.

Ils sont constitués par des étourdissements, des vertiges, voire des syncopes, et pour peu qu'ils se renouvellent régulièrement, les craintes les plus vives naissent dans l'entourage du malade et sont partagées par le médecin.

On porte en général le diagnostic d'affection cérébrale avec le pronostic que vous devinez.

Les médications les plus énergiques sont instituées sans amener la moindre amélioration, et les choses restent en l'état jusqu'au jour où un hasard heureux met sur la voie d'une cause auriculaire possible.

Laissez-moi vous citer à ce sujet une observation personnelle qui est typique en l'espèce.

Je fus un jour appelé en consultation dans une famille,

pour un petit enfant atteint d'otite eczémateuse. Au moment où j'allais me retirer, on me parla incidemment du père du petit malade qu'on considérait comme perdu, atteint qu'il était, au dire des médecins, d'une tumeur cérébrale.

On ajoutait qu'on profitait de ma présence pour me demander seulement un avis sur un écoulement d'oreille déjà ancien, qui avait résisté à bien des médications et qu'on avait pris le parti de soigner simplement avec des injections de propreté.

Je pratiquai l'examen, et je constatai un énorme polype au tiers interne du conduit, qui manifestement exerçait une compression sur la membrane du tympan.

J'avais déjà, en maintes occasions, observé des polypes de ce genre ayant donné lieu à des phénomènes généraux graves, et je pensais que dans le cas particulier il en était peut-être de même.

Je demandai à la famille une consultation avec le médecin traitant.

Je lui fis part de mes impressions, et comme on pouvait sans danger procéder à l'ablation du polype, il fut décidé que l'opération aurait lieu le lendemain.

Dès que le polype fut enlevé, tous les symptômes généraux disparurent et avec lui toutes les craintes de la tumeur cérébrale supposée.

Aussi, messieurs, je ne saurais trop vous recommander d'examiner minutieusement l'oreille, chaque fois que vous serez appelé auprès d'un malade qui se plaindra de vertiges au cours d'une suppuration ancienne.

Vous trouverez dans bien des cas, la cause des phénomènes pour lesquels on aura fait appel à votre expérience.

Diagnostic. — Lorsqu'il siège dans le conduit auditif

externe, le polype apparaît sous le champ du spéculum avec assez de netteté pour qu'aucune méprise ne soit possible, mais lorsqu'il prend son implantation dans la caisse, que son volume est petit et qu'il est accompagné de suppuration abondante, le diagnostic est entouré de difficultés réelles.

A un examen superficiel, on ne peut pas apercevoir le polype, enfoui qu'il est sous une épaisse couche de pus.

Aussi est-il, je ne dirai pas nécessaire, mais indispensable, de faire, avant de pratiquer l'examen direct, des lavages répétés de toute la région avec de l'eau boriquée tiède.

Vous débarrasserez de la sorte tout l'organe des sécrétions qui l'encombrent, et vous aurez une image nette qui vous permettra de vous rendre un compte exact de son état.

Dès que le nettoyage est opéré, le polype apparaît sous la forme d'une excroissance charnue, rouge ou rose pâle suivant qu'il est muqueux ou fibreux. Son corps se laisse facilement déprimer, voire même déplacer par un stylet mousse et le moindre attouchement provoque l'apparition d'un petit filet de sang.

Dès que sa présence est reconnue, il faut se rendre exactement compte de la place qu'il occupe et de la largeur de son pédicule.

Recherchez en même temps s'il n'existe pas une carie concomitante de la caisse.

Celle-ci jouant un rôle prépondérant dans les récidives, il est nécessaire d'être fixé avant toute tentative opératoire, afin de prévenir soit le malade, soit son entourage d'une réapparition possible.

Traitement. — Dès que votre diagnostic est précis dans ses moindres détails, siège, mode d'implantation, volume, etc., vous pouvez procéder à l'ablation.

Suivant leur volume, les polypes sont justiciables d'un traitement médical ou chirurgical. S'ils sont petits, multiples, à base d'implantation large, si en un mot ils constituent de véritables fongosités polypiformes, vous devrez donner la préférence à un traitement médical qui s'applique de la façon suivante:

Après un lavage antiseptique abondant, très abondant même (partez de ce principe qu'on ne lave jamais assez une oreille qui suppure), vous épongez délicatement, au moyen d'un petit tampon d'ouate phéniquée enroulée autour d'un porte-caustique, de façon à amener une dessication complète.

Vous pratiquez ensuite une cautérisation de la surface bourgeonnante avec de l'acide lactique ou du perchlorure de fer.

Elle est en général très bien supportée.

Si vous avez affaire à un sujet très nerveux ou à un enfant d'une sensibilité exagérée, vous pouvez, au préalable, user d'un badigeonnage avec une solution de cocaïne à 10 0/0.

Vous recommandez au malade de pratiquer dès le soir même des injections avec de l'eau tiède stérilisée par l'ébullition, et additionnée de 4 à 5 cuillerées à bouche par litre de la solution suivante :

Alcool rectifié à 90° . . .	250	grammes.
Salol.	10	—

puis de verser dans l'oreille atteinte et de garder le plus possible, en penchant la tête du côté opposé, une demie cuillerée à café de ce mélange pur et tiédi au bain-marie.

L'effet de l'alcool est souverain lorsqu'il est supporté;

mais il est des cas où la douleur est telle qu'on ne peut l'employer.

Je vous conseille alors de soumettre vos malades à une sorte d'entraînement.

Conseillez-leur d'employer d'abord la solution coupée par parties égales d'eau tiède, puis de diminuer progressivement la quantité d'eau jusqu'au jour où la solution pure pourra être supportée.

Renouvelez vos cautérisations tous les deux jours jusqu'à guérison.

Quelques semaines suffisent pour l'obtenir.

M. Ladreit de la Charrière à préconisé l'emploi de flèches caustiques qui donnent parfois d'excellents résultats. Elles sont fabriquées avec parties égales de chlorure de zinc et de pâte de froment, additionnés d'un centigramme de chlorhydrate de morphine par flèche.

On peut les pétrir et les découper à son gré, de façon à leur donner la forme et le volume nécessaires. Au moyen d'une pince on les porte directement sur le point à cautériser.

Leur avantage est d'avoir une action caustique énergique, à peu près indolore, grâce à la présence du chlorhydrate de morphine. Leur inconvénient, d'avoir une tendance à agir au delà de la zone à cautériser, à cause de la fluidité du chlorure de zinc. Elles peuvent s'attaquer aux parties saines et amener une destruction partielle de la membrane du tympan.

Pour cela, leur emploi doit être banni comme moyen curatif des fongosités de la caisse, mais je vous le recommande lorsque vous aurez à faire à des fongosités du conduit auditif externe.

Les cautérisations au nitrate d'argent ne produisent aucun résultat appréciable, probablement parce que ses effets sont plus superficiels que profonds.

Donnez la préférence dans les cas de fongosités de la caisse à l'acide lactique ou au perchlorure de fer, dont les effets se limitent à la surface bourgeonnante.

Traitement chirurgical. — Le traitement chirurgical doit être réservé pour les polypes volumineux, quel qu'en soit le siège et la situation.

On peut se servir indistinctement de l'anse froide ou de l'anse galvano-caustique.

En ce qui me concerne, je donne la préférence à l'anse froide pour les polypes peu volumineux, et je réserve l'emploi de l'anse galvano-caustique pour ceux qui sont très gros.

Quel que soit du reste le procédé dont on a fait choix, le mode opératoire est le même.

Il consiste, après anesthésie préalable avec la cocaïne, à introduire toute la masse polypeuse entre les fils du polypotome. On doit en proportionner la largeur au volume du corps à enlever.

Une simple traction suffit à opérer la section.

Une hémorrhagie parfois abondante mais jamais grave survient après l'opération.

Les injections boriquées tièdes suffisent à l'arrêter.

Dès que le conduit est détergé, il faut cautériser le pédicule soit au galvano-cautère, soit à l'acide chromique, et insuffler ensuite dans le conduit de l'acide borique pulvérisé qu'on recouvre d'un tampon d'ouate phéniquée. Le pansement reste vingt-quatre heures en place après lesquelles on pratique une nouvelle cautérisation si le pédicule n'est pas complètement détruit.

Il est des cas où vous vous heurterez à des difficultés réelles. Lorsque par exemple le polype s'implantant dans la caisse, et faisant saillie à travers une perforation de la membrane du tympan, a atteint un développement plus considérable que la perforation elle-même.

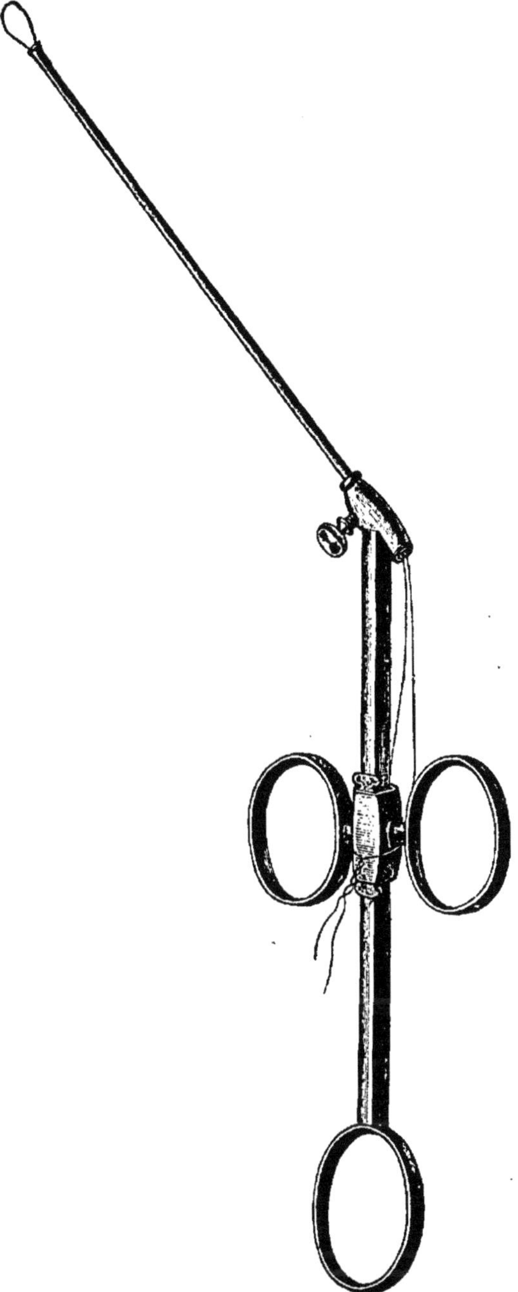

Fig. 17. — Polypotome. (Hartmann)

Vous devrez alors sectionner d'abord la tête du polype qui émerge, et détruire ensuite la base d'implantation au moyen de cautérisations répétées.

Il faut les pratiquer avec une circonspection et une légèreté de touche très grandes, pour ne pas provoquer des lésions de voisinage.

COMPLICATIONS MASTOIDIENNES D'ORIGINE AURICULAIRE ET TRÉPANATION

Les parties molles et les parties dures de la région mastoïdienne sont indistinctement le siège de complications auriculaires, qu'on peut par cela même ranger en deux catégories :

L'une comprend les abcès extra-mastoïdiens, sous-cutanés ou sous-périostiques.

La seconde, les abcès intra-mastoïdiens.

Les premiers sont généralement la conséquence d'une otite externe diffuse ou furonculeuse. Ils sont plus communs chez les enfants, en raison de la conformation particulière de la portion cartilagineuse de leur conduit.

Les anneaux cartilagineux sont plus espacés que chez les adultes, ils offrent par conséquent une résistance moindre soit à la propagation de l'inflammation, soit au passage d'une collection purulente primitivement formée dans les couches cutanées du conduit.

Il n'est pas rare que chez eux un abcès du conduit auditif externe vienne s'ouvrir spontanément par la couche cutanée de la région mastoïdienne.

Chez l'adulte la propagation est plus rare, mais elle s'observe néanmoins ; principalement lorsque l'otite externe siège sur les parois du conduit où manquent les anneaux cartilagineux.

Ces abcès se comportent comme tous les abcès chauds sans offrir de particularités à signaler.

Ils se présentent sous forme d'une tumeur fluctuante, nettement limitée, douloureuse à la pression.

Le traitement est le même que celui des affections congénères.

Il faut, avec le bistouri, donner issue au pus en se souvenant que l'artère auriculaire postérieure est placée *immédiatement* derrière la ligne d'insertion du pavillon. On panse ensuite la plaie chirurgicale suivant les procédés habituels.

Abcès sous-périostiques. — Ils sont généralement une des conséquences de l'otite périostique.

Vous savez que le périoste qui revêt la caisse et le conduit est en continuité directe avec celui de l'apophyse mastoïde.

Dans ces conditions une inflammation périostique de l'oreille moyenne peut se propager à la région mastoïdienne.

Les abcès sous-périostiques sont le plus souvent précédés d'un gonflement œdémateux du conduit qui peut envahir toute la région pariétale.

Ils s'accompagnent de douleurs vives, lancinantes, s'irradiant à toute la région cervicale correspondante.

La peau est tendue, rouge, luisante, douloureuse à la pression.

L'œdème toujours considérable, donne une sensation de fluctuation qui peut faire croire à une collection purulente sous-cutanée.

Si on pratique une incision n'intéressant que les couches superficielles, on est surpris de ne donner issue qu'à du sang, sans la moindre trace de pus.

Il faut aller pour le trouver jusqu'à la paroi osseuse.

Ces abcès peuvent dans quelques cas exister concurremment avec un abcès intra-mastoïdien.

Lorsqu'on tarde à intervenir chirurgicalement, le pus se fait de lui-même jour à l'extérieur, et entraîne un large décollement de toutes les parties molles. De véritables trajets fistuleux en sont parfois la conséquence.

Pour faire le diagnostic différentiel d'avec les abcès intra-mastoïdiens, vous n'avez qu'à vous souvenir de la particularité suivante :

Dans les abcès superficiels sous-cutanés ou sous-périostiques, le conduit auditif externe est toujours primitivement intéressé, tandis que dans les abcès intra-mastoïdiens, la caisse seule est atteinte et le conduit indemne.

Les soins post-opératoires ne diffèrent pas de ceux à donner dans les affections similaires.

Ils n'ont du reste, au point de vue spécial qui nous occupe, qu'un intérêt secondaire.

On peut le plus souvent empêcher la formation de la collection purulente si les circonstances ont permis d'instituer assez tôt un traitement abortif.

Dès que les douleurs mastoïdiennes se manifestent, dès que le gonflement de la région apparaît, une application de sangsues, des badigeonnages répétés avec l'onguent mercuriel belladonné, les applications d'eau froide au moyen de l'appareil réfrigérant de Leiter (il consiste en une série de tuyaux métalliques, dont l'assemblage se moule exactement sur l'apophyse mastoïde et dans lesquels passe en permanence un courant d'eau) suffisent dans la plupart des cas à amener la résorbtion du processus inflammatoire.

Abcès intra-mastoïdiens. — Les abcès intra-mastoïdiens primitifs sont rares.

Ils surviennent le plus souvent à la suite des otites purulentes moyennes, dont ils constituent une complication grave.

Les inflammations primitives sont toutefois signalées. J'en ai observé un cas pendant l'épidémie grippale de 1890. J'ai pu, comme vous allez le voir, assister au début de la mastoïdite, et me convaincre que la caisse n'était à ce moment nullement affectée.

J'avais donné mes soins un mois auparavant à un homme de 55 ans, très vigoureux et très bien portant, pour une otite purulente droite survenue au cours de la grippe.

L'otite avait eu une marche normale et avait même cédé assez rapidement aux moyens thérapeutiques habituellement employés.

Je le croyais complètement guéri, lorsqu'il vint un jour me demander un avis pour une douleur sourde qu'il ressentait derrière l'oreille du côté opposé, et qui revêtait même certaines nuits un tel caractère d'acuité que tout sommeil était impossible.

Je constatai une tuméfaction manifeste de toute la région mastoïdienne, le pavillon était écarté, et la pression exercée au niveau de l'antre mastoïdien amenait une recrudescence des douleurs.

Je pratiquai l'examen au spéculum, convaincu que j'allais trouver les signes d'un écoulement qui avait, pour des raisons quelconques, échappé à l'attention du malade.

Mon étonnement fut grand d'apercevoir une membrane du tympan, non-seulement imperforée, mais encore normale, tant dans sa coloration que dans sa courbure.

Je recherchai les causes de ce fait exceptionnel, et en l'absence d'un fait palpable qui me mît sur la voie, j'en arrivai à admettre qu'un coccus s'était, par la trompe d'Eustache, directement rendu dans l'antre mastoïdien, en traversant l'oreille moyenne sans s'y arrêter.

Le malade à qui je fis part sur le champ de mon impression que l'ouverture de l'apophyse me paraissait inévitable, rejeta bien loin ce procédé radical, et me pria de tenter une guérison avec des moyens moins chirurgicaux. Il alléguait, dans son ignorance bien excusable de la gravité de son état, la cure que j'avais obtenue du côté opposé.

Les choses restèrent en l'état pendant plusieurs jours, et ce n'est qu'après une semaine environ que la caisse pacticipa à l'inflammation de voisinage et se mit à couler très abondamment.

En même temps les manifestations locales se corsèrent.

Un abcès superficiel extra-mastoïdien se forma, le gonflement devint énorme, la région temporale elle-même était atteinte.

Je n'avais pu, avec les sangues, les applications froides et l'onguent mercuriel belladonné, enrayer la marche du processus inflammatoire. Les douleurs étaient constantes, les nuits sans sommeil.

Ce ne fut qu'après trois semaines de souffrances intolérables que le malade se décida à accepter l'intervention chirurgicale.

La peau était décollée dans une vaste étendue, l'incision cutanée donna issue à un verre à bordeaux de pus.

Les cellules mastoïdiennes baignaient elles-mêmes dans une collection purulente.

Le malade guérit très bien, mais en raison des ravages superficiels que son entêtement avait créés, la cicatrisation de la peau fut longue.

Les cas de ce genre sont évidemment rares, et remarchez que j'ai observé celui que je viens de vous citer, au cours d'une épidémie, dans laquelle les complications auriculaires ont été très communes, et se sont surtout signalées par la violence des symptômes qu'elles déterminaient.

Etiologie. — A de très rares exceptions près, les abcès intra-mastoïdiens sont consécutifs aux otites moyennes purulentes, qu'elles soient aiguës ou chroniques, tuberculeuses ou osseuses.

La cause de la formation du pus dans les cellules mastoïdiennes est difficile à expliquer.

On a fait intervenir : un obstacle mécanique au libre écoulement du pus, la malignité de certaines affections de la caisse, comme dans la dernière épidémie de grippe, les altérations osseuses, etc. Toutes ces hypothèses très plausibles, il faut le reconnaitre, ne nous permettent pas de déterminer exactement dans quelles conditions les cellules deviennent un milieu propice au développement des coccus de la suppuration.

D'autant qu'il y a toujours, au cour des otites moyennes purulentes, une participation inflammatoire de la région mastoïdienne profonde.

Le professeur Politzer qui possède une collection anatomo-pathologique unique au monde et qu'il m'a fait visiter pendant mon séjour à Vienne, me disait et me démontrait pièces en main, que dans toutes ses recherches sur l'otite moyenne purulente, il n'avait pas trouvé un seul cas où les cellules mastoïdiennes fussent indemnes. Il ajoutait que les modifications pathologiques des cellules peuvent persister très longtemps sans symptômes, ni objectifs, ni subjectifs.

Dans ces conditions on en est réduit à se demander,

pourquoi les mastoïdites apparentes constituent une complication rare des otites moyennes purulentes, alors que rationnellement elles devraient en être la règle.

Il faut supposer que les coccus ne trouvent dans les cellules mastoïdiennes un terrain propice à leur développement que dans certaines conditions déterminées dont la nature a échappé jusqu'ici à nos investigations. Quoi qu'il en soit, lorsqu'elle se manifeste, la mastoïdite aggrave singulièrement le pronostic des otites moyennes suppurées.

Symptômes. — Il existe deux ordres de symptômes :

1° Les symptômes précurseurs, c'est-à-dire ceux qui font prévoir une mastoïdite possible :

2° Les symptômes d'état qui font leur apparition au moment où la complication est nettement déclarée.

Avec une certaine habitude, il est relativement facile de prévoir qu'une otite moyenne aiguë se compliquera de mastoïdite, et cela aux signes suivants :

Les phénomènes suraigus tels que la douleur, l'abondance de l'écoulement, la fièvre, l'insomnie, les douleurs névralgiques concomitantes, etc... loin de s'amender huit ou dix jours après l'apparition de l'écoulement, comme c'est la règle, augmentent encore d'intensité.

La douleur déjà fort vive devient plus intense, elle revêt un caractère plus sourd dès qu'on exerce une compression sur la région mastoïdienne au niveau de l'antre.

L'abondance de l'écoulement est parfois telle, que même avec des irrigations répétées toutes les heures, le pus s'écoule constamment par le conduit auditif externe.

La fièvre, surtout nocturne, n'est que peu influencée par l'antipyrine ou le sulfate de quinine. Les douleurs névralgiques qui accompagnent presque constamment l'otite ne sont calmées que par les piqûres de morphine, et encore est-il parfois nécessaire, pour procurer au malade un sommeil réparateur, de les renouveler plusieurs fois par nuit.

Lorsque l'otite présente cette marche anormale, ou qu'après avoir parue entrer dans la période de régression, les phénomènes aigus reparaissent, surveillez attentivement la région mastoïdienne, une complication se prépare.

Vous ne devez pas vous contenter d'une surveillance platonique mais bien vous efforcer d'enrayer le processus inflammatoire.

Il convient d'employer les procédés les plus énergiques pour tenter de vous opposer à l'envahissement du mal.

Une sangsue opportunément appliquée peut quelquefois amener le résultat cherché.

Les irrigations avec l'appareil réfrigérant de Leiter, les applications d'onguent mercuriel belladonné, les lavages incessamment répétés, le sulfate de quinine à haute dose, 1 gr. à 1 gr. 50 par jour, sont des moyens dont vous êtes en droit d'attendre des résultats.

Si malgré leur emploi vous constatez votre impuissance à amener la régression du processus inflammatoire, n'hésitez pas à vous servir du procédé suivant qui, en maintes occasions, m'a donné des résultats inespérés, alors que je pensais ne plus pouvoir éviter une intervention chirurgicale.

Pratiquez deux longues incisions de la membrane du tympan au lieu d'élection en forme de V renversé, c'est-à-dire la pointe dirigée en haut, de façon à avoir un lambeau donnant une large ouverture; introduisez ensuite dans la trompe d'Eustache un catéther de gros calibre, et lavez abondamment l'oreille moyenne avec une solution boriquée en faisant passer l'injection par la trompe.

Vos instruments devront être, cela va de soi, préalablement asepsiés, et l'eau qui doit servir à la solution, stérilisée par l'ébullition.

Vous opérerez de la sorte non seulement un lavage absolument parfait de tous les recoins de la caisse, mais encore grâce aux rapports anatomiques de l'ouverture auriculaire de la trompe d'Eustache, vous ferez pénétrer dans les parties profondes de la région mastoïdienne une certaine quantité de liquide antiseptique, qui suffira dans nombre de cas à arrêter la marche envahissante du processus inflammatoire.

Les signes de la présence du pus dans les cellules mastoïdiennes sont multiples.

Passons en revue leur valeur respective.

La douleur est aussi intense que dans la période prémonitoire, alors que la collection purulente, tout en étant à craindre, n'est pas encore formée.

La peau, s'il n'existe pas d'abcès extra-mastoïdien peut avoir conservé sa coloration normale. La rougeur, très manifeste au moment de cet état intermédiaire que je vous ai signalé plus haut, disparaît souvent dès que le pus s'est formé dans les cellules et ne fait sa réapparition que si l'intervention chirurgicale est tardive.

Le gonflement de la région apparaît nettement, surtout si on a soin de comparer le volume respectif des deux apophyses.

Le meilleur procédé pour s'en rendre compte, est d'examiner le malade de dos. De cette façon, le regard peut embrasser simultanément les deux apophyses et la différence, si minime soit-elle, ne peut échapper aux regards.

Au palper, on ne perçoit aucune fluctuation, mais simplement un empâtement notable, qui tient autant à l'œdème superficiel qu'au gonflement des parties profondes.

Le sillon auriculaire tend à s'effacer, et le pavillon est déjeté en avant.

La courbe thermométrique fournit des indications précieuses.

La température s'élève à 39°, voire à 40°.

Vous savez combien les phénomènes de rétention du pus sont facilement décelés par la température prise régulièrement matin et soir.

Le cas particulier qui nous occupe est loin de faire exception à cette règle.

L'insomnie est fréquente, les calmants sont impuissants à procurer le sommeil et à supprimer les douleurs profondes et lancinantes qui persistent d'une façon à peu près continue.

Le pus est d'une abondance excessive.

L'appétit est nul.

Le manque de sommeil, la perte d'appétit, les douleurs constantes, ne tardent pas à affaiblir considérablement le malade.

Marche. — La marche est en général lente. J'ai vu plusieurs cas où les malades refusant obstinément toute intervention chirurgicale restaient quatre, cinq, voire six semaines avec un abcès intra-mastoïdien très manifeste.

La collection purulente suit alors deux voies très distinctes : ou bien elle tend à se faire jour extérieurement, et se complique d'un abcès superficiel, ou bien elle gagne les parties profondes, et se déverse dans la cavité crânienne amenant soit un abcès cérébral soit une méningite otitique.

Les symptômes généraux revêtent alors une intensité exceptionnelle pendant que les manifestations locales semblent au contraire rester stationnaires.

Le malade tombe dans une somnolence inquiétante

dont rien ne peut le faire sortir, la sensibilité s'émousse, des phénomènes d'anesthésie se déclarent et le coma ne tarde pas à survenir pour terminer tragiquement la scène morbide.

Même à ce moment l'intervention chirurgicale n'a pas dit son dernier mot, et il est encore possible, en donnant issue à la collection purulente, d'amener la guérison.

Permettez-moi de vous citer un exemple qui vous démontrera que dans les cas les plus désespérés, on peut tout attendre d'une opération pratiquée même *in extremis*.

Au mois d'août 1889, je fus appelé par mon excellent maître et ami, M. le docteur Labbé, à l'hôpital Beaujon, pour donner mon avis sur un malade.

Il était entré la veille dans un état comateux qui n'avait pas permis de l'interroger.

Les gens qui l'accompagnaient racontaient que, venus tous ensemble pour visiter l'Exposition, ils avaient trouvé le matin même leur ami dans l'état où ils l'amenaient.

Ils ajoutaient qu'il était souffrant depuis quelques jours et que son oreille coulait depuis plusieurs années.

Je trouvai le malade sans connaissance, dans le coma le plus complet.

En comprimant énergiquement la région mastoïdienne au niveau de l'antre, je provoquais quelques plaintes qui prouvaient que la sensibilité n'était pas totalement abolie.

En raison des antécédents auriculaires et de la douleur mastoïdienne, je diagnostiquai un abcès profond et je proposais la trépanation immédiate.

L'anesthésie était telle que l'opération put être pratiquée séance tenante sans chloroforme.

Très profondément dans les cellules, nous trouvâmes

une collection purulente déjà ancienne qui avait déterminé la formation de fongosités multiples.

Elles furent enlevées à l'aide de la curette; des injections antiseptiques abondantes furent faites, lavant la caisse en même temps que les cellules.

Le lendemain, le malade qui, lorsque je le vis, n'avait certainement pas dix heures à vivre, était dans un état relativement satisfaisant. Trois jours après, on pouvait le considérer comme guéri.

Je quittais Paris sur ces entrefaites, et à mon retour, j'appris qu'il était sorti de l'hôpital.

Vous voyez, messieurs, qu'il n'est jamais trop tard pour intervenir.

N'allez pas en conclure qu'on peut attendre indéfiniment et rappelez-vous qu'il n'y a pas loin des cellules mastoïdiennes au cerveau.

N'en concluez pas davantage qu'il faut opérer dès que les premiers symptômes se manifestent.

Vous pouvez souvent, très souvent même, vous opposer à l'envahissement des cellules en vous servant des procédés que je vous ai énumérés. Persistez à les employer jusqu'au moment où il vous sera nettement démontré que vos efforts demeurent sans résultat. Alors, mais seulement alors, proposez l'intervention chirurgicale.

Vous devez surtout faire de l'opportunisme sans parti pris et modifier votre façon d'agir suivant les circonstances.

S'il me fallait en une phrase résumer la conduite que vous avez à tenir, je vous dirais :

N'opérez jamais ni trop tôt ni trop tard.

Traitement. — La recherche de la collection purulente à travers la masse osseuse constitue une des opérations les plus délicates de la chirurgie auriculaire.

La cause en est dans l'ouverture toujours à craindre du sinus latéral dont la situation anormale est constamment la règle. Il se trouve toujours, il est vrai, dans l'espace compris entre la paroi postérieure du conduit auditif externe et le bord postérieur de la région mastoïdienne ; mais quand on commence l'opération, on ne sait jamais à quel point exactement on le rencontrera.

Dans ses recherches, sur 400 temporaux, Politzer l'a trouvé 10 fois à peine dans la situation décrite par les anatomistes. S'ensuit-il qu'on tente fatalement l'opération à l'aveugle et qu'on risque constamment d'ouvrir le sinus? Non, certes.

Il est certaines règles desquelles il ne faut pas se départir, et en les suivant on a de grandes chances de l'éviter.

D'abord, laissez-moi vous dire que le mot trépanation de l'apophyse, pour désigner l'intervention chirurgicale destinée à donner issue à la collection purulente formée dans les parties profondes, est impropre.

Aujourd'hui, on n'applique plus de couronne de trépan, pour l'excellente raison qu'avec un trépan on n'est pas le maître absolu de son instrument et qu'on ne sais jamais mathématiquement à quelle profondeur on pénètre. Il faut donner la préférence à la gouje et au maillet, qui permettent de se rendre compte de l'épaisseur des lamelles osseuses qu'on enlève, et de diriger son instrument comme on le veut.

Comme le dit très justement M. le docteur Ricard dans une excellente monographie couronnée par l'Académie de médecine, en 1888, et que j'aurai souvent l'occasion de vous citer au cours de cette conférence : « L'opération, en général bénigne, peut être immédiatement mortelle du fait même de l'opérateur. »

J'ai ouvert un nombre considérable d'apophyses mastoïdes dans le laboratoire de M. le professeur Farabeuf, qui, très gracieusement, m'a fourni les éléments nécessaires à mes recherches ; j'ai employé successivement tous les modes opératoires décrits et je suis arrivé à peu de chose près aux mêmes conclusions que Hartmann, Politzer, Duplay et Ricard, à savoir :

Que c'est en perforant l'apophyse mastoïde suivant la direction du conduit auditif externe, et en dirigeant son instrument obliquement, comme pour l'atteindre, que non seulement on arrive le plus sûrement sur l'antre mastoïdien et les cellules voisines, mais encore qu'on a le plus de chances d'éviter l'ouverture du sinus latéral.

Voici, du reste, les diverses phases de l'opération :

Le malade ayant été endormi par le chloroforme, la région lavée et antiseptisée par les moyens ordinaires, on pratique dans la ligne d'insertion du pavillon une incision de quatre centimètres, dont le milieu doit correspondre exactement à la partie médiane de l'axe du conduit auditif externe.

Deux particularités anatomiques plaident en faveur de ce lieu d'élection.

La première, constatée pour la première fois par Hartmann, qui a démontré « qu'une projection de l'antre mastoïdien sur la face externe de l'apophyse mastoïde, suivant une direction parallèle à l'axe du conduit, tombe sur la ligne d'insertion du pavillon. »

La seconde est la situation de l'artère auriculaire postérieure.

Elle est placée immédiatement derrière la ligne d'insertion du pavillon.

Elle prend naissance sur la carotide à 17 millimètres

du bord inférieur du lobule, et se termine à 11 millimètres du bord supérieur du pavillon.

Là, elle se dirige en arrière et s'éloignant du pavillon, elle va se perdre dans le cuir chevelu.

Si un ou plusieurs des petits rameaux artériels que fournit l'auriculaire postérieur aux parties superficielles de la région sont incisées, on applique et on laisse à demeure une ou plusieurs pinces à forci-pressure.

Ce premier temps terminé on décolle le périoste avec la rugine, en ayant soin d'exagérer le décollement et l'écartement des parties molles pour mettre à nu la surface osseuse dans les proportions les plus larges possible.

Au moment d'attaquer la table osseuse il faut bien se pénétrer de cette vérité sur laquelle avec raison M. Ricard insiste, à savoir :

Que la moitié postérieure de l'apophyse est la zone dangereuse, et qu'on doit enlever les copeaux de lamelle osseuse en dirigeant l'instrument obliquement, toujours en avant, comme si on voulait pénétrer dans le conduit auditif externe.

En un mot, il faut constamment *cotoyer la paroi postérieure du conduit, et ne s'en écarter sous aucun prétexte.*

Dans certains cas cependant, et cet aveu est nécessaire, le sinus latéral situé plus en avant, se rapproche de cette paroi postérieure que je vous ai donnée comme la zone la moins dangereuse.

Hartmann, sur cent préparations, a trouvé deux fois cette disposition.

M. Ricard une fois.

Il est incontestable que dans ces trois cas l'ouverture du sinus eût été inévitable, mais il faut se dire, qu'en tenant un compte absolu de ces anomalies, toute trépanation serait impossible.

En dehors d'eux, et vous voyez que la proportion est très légère puisqu'elle ne dépasse pas 2 p. 100, le sinus correspond à la moitié postérieure de l'apophyse, et on a d'autant plus de chance d'y pénétrer qu'on s'écarte davantage de la moitié antérieure.

S'il existe sur la table osseuse un trajet fistuleux, ou un point paraissant offrir une résistance moindre, c'est là qu'on doit enlever la première lamelle osseuse.

Dans le cas contraire, comme on a pour objectif d'aller à la recherche des grandes cellules et de l'antre mastoïdien, il faut se pénétrer de la disposition anatomique suivante :

L'antre mastoïdien est un large conduit de 3 à 4 millimètres qui s'ouvre à la partie postérieure de la caisse du tympan, juste en face l'ouverture de la trompe d'Eustache.

Il est situé en arrière, et un peu en haut de la moitié interne de la portion osseuse du conduit, et est séparé de lui par une couche osseuse de 2 à 5 millimètres. C'est donc dans cette direction qu'il faut diriger la gouge et en se souvenant toujours, je ne saurais trop vous le répéter, qu'en haut il ne faut pas dépasser la paroi supérieure du conduit, et qu'en arrière on doit s'éloigner le moins possible de sa paroi postérieure.

Lorsque la table externe de l'os a été enlevée, on a devant soi cette large surface de cellules qui mènent directement aux cellules profondes et à l'antre mastoïdien.

Le chemin est pour ainsi dire tout tracé, car on est garanti contre toute déviation par l'encadrement de tissus compacte qui limite les cellules mastoïdiennes.

Il faut néanmoins procéder avec une circonspection extrême : se servir sans brusquerie de la gouge et ne pas développer d'efforts musculaires considérables.

Dès qu'on trouve des fongosités on les enlève avec la curette, et si la substance osseuse n'est pas très résistante, il vaut mieux continuer l'opération avec elle et abandonner la gouge, car en l'espèce la curette est plus facilement maniable.

Il ne faut sous aucun prétexte pénétrer à plus de 16 millimètres de profondeur, sous peine, en supposant qu'on évitât le sinus latéral, de pénétrer dans le canal de Falloppe ou dans les canaux demi-circulaires.

Au cours de l'opération, pour s'assurer qu'on ne pénètre pas dans la zone dangereuse, il n'est pas sans utilité de replacer momentanément le pavillon de l'oreille dans sa situation normale pour en reconstituer les rapports.

Lorsqu'on trouve du pus dans les cellules superficielles, il faut quand même pénétrer jusqu'aux grandes cellules, car on risquerait, tout en exposant le malade aux mêmes dangers, de pratiquer une opération insuffisante et de laisser dans les cellules profondes une collection purulente qui serait le point de départ de nouveaux accidents.

Dès que l'antre mastoïdien est atteint, on pratique avec la curette et les éponges un nettoyage minutieux, puis on fait passer, au moyen d'une seringue à hydrocèle, plusieurs litres d'eau boriquée à 40 p. 1000 à travers les cellules et la caisse du tympan.

Le liquide doit ressortir par le conduit auditif externe.

Ce n'est qu'au moyen d'un lavage prolongé qu'on arrive à débarrasser les cellules grandes et petites et l'oreille moyenne du pus qu'elles contiennent.

Si au cours de l'opération on pénétrait dans le sinus latéral, soit parce qu'on se serait trop éloigné de la paroi antérieure soit parce qu'on aurait rencontré une des rares anomalies que je vous ai signalées, il faudrait sans se dissimuler la gravité de l'accident, s'efforcer d'en enrayer les résultats par une intervention prompte et rapide.

Le premier soin doit consister à ne laisser pénétrer aucune parcelle de pus dans le courant circulatoire ; on tente ensuite une hémostase antiseptique au moyen de bourrelets de gaze iodoformée avec lesquels on exerce une compression énergique.

J'ai vu une seule fois le sinus ouvert et grâce au moyen que je viens de vous indiquer, il n'y a pas eu d'issue fatale.

L'opération terminée on applique le pansement antiseptique habituel, en laissant à demeure dans les cellules mastoïdiennes un tube en caoutchouc. Le pansement ne doit pas être enlevé, sauf contre indication formelle, (accidents généraux ou locaux) avant 48 heures.

Il n'est pas rare après ce temps là de constater une dessiccation totale de la caisse.

Il ne faut retirer le tube laissé à demeure que lorsqu'on est certain qu'il n'existe plus trace de suppuration. A chaque pansement il est nécessaire d'y faire passer plusieurs seringues à hydrocèle d'eau boriquée tiède.

Il est indispensable de faire tous les pansements soi-même et de veiller à l'antiseptie la plus rigoureuse.

A moins de complications, la guérison complète s'obtient en général en trois semaines.

Je voudrais en terminant vous résumer, en quelques mots, la technique opératoire :

1er temps. Inciser la peau dans la ligne d'insertion du pavillon sur une étendue de 3 à 4 centimères, et faire l'incision de façon à ce que son point médian corresponde exactement à l'axe médian du conduit.

2e temps. Racler le périoste et les parties molles pour pouvoir facilement écarter le pavillon de l'oreille en avant.

3e temps. Enlever la table externe au moyen de la

gouge et du maillet en la dirigeant parallèlement à la surface osseuse et non perpendiculairement.

4° temps. Dès qu'on a mis à découvert la jetée des cellules mastoïdiennes superficielles, se servir de préférence de la curette ; pénétrer dans la substance osseuse sans s'éloigner de la paroi postérieure du conduit auditif externe, et manœuvrer l'instrument obliquement, comme si on voulait pénétrer dans le conduit lui-même. (*Plus on s'approche de la paroi postérieure du conduit plus on s'éloigne du sinus latéral*).

5° temps. Pénétrer dans l'antre mastoïdien et les larges cellules.

6° temps. Enlever les granulations avec la curette s'il en existe.

7° temps. Laver et panser. Enfin ne pénétrer sous aucun prétexte à plus de 16 millimètres de profondeur.

VÉGÉTATIONS ADÉNOIDES

La voûte du pharynx, placée immédiatement au-dessus de l'arrière cavité des fosses nasales, est tapissée par une muqueuse qui a l'aspect d'un tissu mou, spongieux, faisant saillie. Elle donne à cette région un aspect irrégulier et bosselé. Luska a donné à ces bosselures le nom d'amygdale pharyngienne.

L'amygdale pharyngienne occupe la moitié postérieure de la voûte du pharynx, elle s'étend sur les parois latérales, tapisse le fond des fossettes de Rosen-Muller et se prolonge parfois sur les bourrelets tubaires.

C'est l'hypertrophie de cette amygdale qui constitue les végétations adénoïdes.

Si c'est à Luska que nous devons la découverte de cette troisième amygdale, c'est à Wilhem Meyer de Copenhague que revient l'honneur de l'étude de sa pathologie.

En 1860 Czermark et en 1865 Voltolini découvrirent quelques cas de végétations adénoïdes dont ils tentèrent la description. Ils les comparaient à des crêtes de coq.

La même année Lowenberg publia une excellente monographie sur ce sujet.

Mais c'est en 1868 seulement que Meyer de Copenhague en donna un tableau complet, et c'est de cette époque que date réellement leur étude.

Il examina dans les écoles publiques de Copenhague le

pharynx supérieur de deux mille enfants, et constata leur présence dans 1 p. 100 des cas environ.

Le sexe ne semble pas exercer une influence bien grande sur leur développement. Cinquante garçons et cinquante-deux filles en étaient atteints.

Les végétations adénoïdes relèvent autant de la médecine générale que de la médecine spéciale ; le temps n'est pas éloigné où dans les traités classiques, il faudra, pour qu'ils soient complets, donner une description détaillée des symptômes généraux qu'elles provoquent.

Vous verrez, en effet, avec quelle intensité réagit sur l'économie toute entière l'obstruction des fosses nasales postérieures qui est la conséquence immédiate de l'hypertrophie de la troisième amygdale.

Elle s'hypertrophie avec une fréquence extrême, et nous en sommes encore réduits à des hypothèses, pour en déterminer l'étiologie exacte.

On a fait intervenir tour à tour : Le lymphatisme, la tuberculose, l'influence climatérique en incriminant les pays humides. Mais comme on les rencontre en dehors des conditions ci-dessus énoncées, on est en droit de se demander si ce qu'on a pris pour une relation de cause à effet n'est pas simplement une coïncidence.

Ce que nous savons mieux par exemple, c'est que l'hérédité joue un rôle indéniable.

Cette particularité signalée pour la première fois par Lowenberg est d'observation pour ainsi dire journalière.

Il m'est plusieurs fois arrivé d'opérer les enfants après avoir opéré la mère alors qu'elle était jeune fille.

De plus, il n'est pas rare de remarquer chez les ascendants directs d'enfants atteints de tumeurs adénoïdes, cette déformation caractéristique de la face sur laquelle j'appellerai bientôt votre attention et qui est un stygmate indélébile.

On les observe aussi très fréquemment chez les divers membres d'une même famille sans qu'il soit possible de faire intervenir l'hérédité.

J'ai vu l'hiver dernier cinq frères ou sœurs dont l'âge variait entre trois et dix ans, affectés de végétations adénoïdes. Le père et la mère, ainsi que les grands parents avaient une physionomie normale.

Elles sont particulières à l'enfance. C'est entre 5 et 18 ans qu'on en observe le plus grand nombre de cas, et c'est surtout dans les premières années de la vie qu'elles se manifestent.

Après l'âge de 18 ans, elles ont une tendance à se résorber d'elles-mêmes ; mais les modifications qu'elles ont déterminées dans le développement ou dans la physionomie des malades persistent.

De ce fait, elles constituent une véritable infirmité, et je ne saurais trop vous engager à en pratiquer l'ablation, dès que vous en aurez constaté l'existence.

Les symptômes qu'elles provoquent sont de deux ordres :

Les symptômes locaux ;

Les symptômes généraux.

Symptômes locaux. — Abstraction faite du summum de l'affection, alors que le diagnostic peut être fait à distance par l'inspection du faciès seul, les végétations adénoïdes se présentent avec les signes suivants :

1° Catarrhe naso-pharyngien caractérisé à l'examen direct avec l'abaisse-langue par la présence d'un mucus grisâtre, quelquefois teinté de sang et accolé à la paroi postérieure du pharynx.

Il va sans dire que la présence du mucus ne constitue

qu'une présomption, et que seul l'examen du pharynx nasal pratiqué au moyen de la rhinoscopie postérieure donne une certitude.

Cet examen demande une certaine habileté opératoire et une technique spéciale dont je suis obligé, avant d'aller plus loin, de vous donner la description détaillée.

Elle consiste à éclairer au moyen d'un petit miroir introduit derrière le voile du palais, le pharynx supérieur et l'ouverture postérieure des fosses nasales.

On la pratique avec les instruments suivants :

Un abaisse-langue.

Un miroir pharyngien.

Un réflecteur.

Quelques auteurs conseillent d'y ajouter un releveur du voile du palais.

C'est à mon avis compliquer inutilement un mode d'examen déjà suffisamment difficile par lui-même, et je le juge inutile dans la plupart des cas.

Un éclairage puissant est indispensable.

Avant de commencer l'examen, je vous engage à prendre les deux précautions suivantes :

D'abord, pratiquer un lavage abondant des fosses nasales et du pharynx postérieur au moyen du syphon de Weber ; puis comme on s'adresse à des malades généralement peu maniables en raison de leur âge, et qu'on opère dans une région facilement contractile et par cela même difficile à explorer, cocaïner au préalable la base de la langue, le voile du palais et le pharynx.

Le mode de cocaïnisation, auquel pour le cas particulier je donne la préférence, consiste à insuffler, au moyen de l'insufflateur à poudre dont vous avez tous vu des spécimen dans les hôpitaux, un mélange de sucre en poudre et de chlorhydrate de cocaïne pulvérisé; 10 0/0 de cocaïne sont une proportion suffisante.

Vous dissimulerez ainsi l'amertume du médicament et vous éviterez la sensation désagréable que provoque le badigeonnage avec le pinceau.

Au bout de cinq minutes l'anesthésie locale est obtenue. Le malade est assis, le dos tourné à la lampe, sur un siège analogue à un tabouret de piano, comme le recommande très judicieusement mon excellent ami le Dr Potiquet, pour pouvoir faire varier à volonté la hauteur du siège et placer les malades à la hauteur nécessaire, tous n'ayant pas la même taille.

La tête doit être penchée en avant pour que le voile du palais obéissant aux lois de la pesanteur, s'éloigne de la paroi postérieure du pharynx et donne ainsi une ouverture aussi large que possible à la région à explorer.

Le médecin, muni du miroir frontal pour avoir ses deux mains libres, se place en face du patient.

L'abaisse-langue, tenu de la main gauche, doit reposer à plat sur le plancher de la bouche, et exercer une pression lente et énergique, pour aggrandir l'espace compris entre la base et le voile du palais.

De la main droite on introduit derrière le voile du palais (en ayant soin de ne pratiquer aucun attouchement sur aucun des organes voisins), un miroir pharingien rond dont le diamètre doit être proportionné à celui de l'isthme du gosier.

On l'a au préalable soumis un instant à la chaleur de la lampe pour que la buée qui se dégage de la cavité buccale ne vienne pas en ternir l'éclat.

On dirige alors, au moyen du miroir frontal, les rayons lumineux vers le pharynx :

Comme l'image de la région s'est reproduite dans le

miroir pharyngien, le faisceau lumineux projeté par le miroir frontal permet de l'apercevoir nettement.

L'image ainsi obtenue est toujours partielle, puisque le diamètre du miroir introduit est inférieur à celui de la cavité qu'il est destiné à réfléchir ; aussi, pour avoir une idée exacte de la cavité naso-pharyngienne toute entière, est-il nécessaire d'imprimer à l'instrument une série de mouvements rotatoires dirigés tantôt en haut, tantôt latéralement suivant la partie de la région à explorer.

Il faut diriger différemment le miroir pharyngien suivant que vous voulez obtenir l'image du pharynx supérieur ou celle de l'orifice postérieur des fosses nasales.

Dans le premier cas vous devez le relever en le rapprochant de l'arcade dentaire inférieure, dans le second, l'abaisser dans la direction de l'arcade dentaire inférieure.

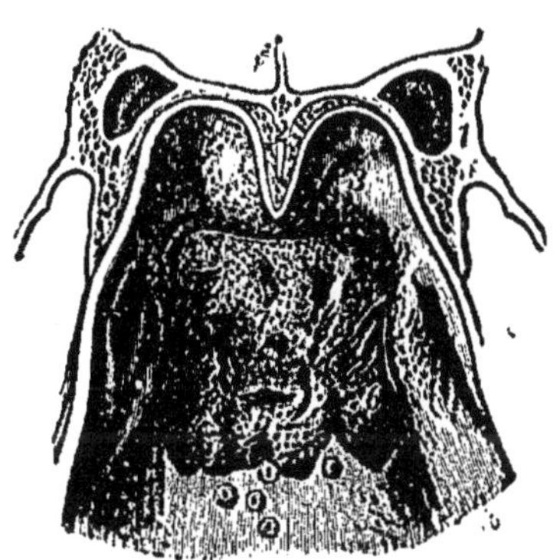

Fig. 18. — Pharynx supérieur.

A l'état normal le pharynx supérieur (le seul dont nous ayons aujourd'hui à nous occuper), apparaît sous la forme d'une voûte rougeâtre, tapissée de petites bosselures multiples qui ne sont autres que les replis muqueux de la troisième amygdale.

Chez quelques malades très nerveux, la rhinoscopie présente des difficultés d'application presqu'insurmontables.

Ils ont une sensibilité locale telle, que le moindre attouchement de l'abaisse-langue sur la base de la langue, suffit pour amener des contraction pharyngiennes. Elles empêchent l'introduction du miroir et provoquent des vomissements si on insiste davantage.

Il est indispensable dans ces cas, de faire pratiquer pendant plusieurs jours, avant de se livrer à une tentative nouvelle, des pulvérisations tièdes avec une solution à 1 pour 20 d'iodure et de bromure de potassium mélangés.

Vous connaissez tous les effets anesthésiques de l'iodure et du bromure de potassium sur les muqueuses des premières voies respiratoires.

Ils sont parfois poussés à un tel degré, que chez certains syphilitiques, soumis depuis longtemps à des doses massives d'iodure, la rhinoscopie postérieure peut être tentée par un débutant et être renouvelée d'une façon pour ainsi dire incessante.

Je vous recommande instamment de prendre l'habitude de voir très rapidement.

Ce n'est qu'à cette condition que vous arriverez à rendre la manœuvre tolérable au malade.

A de rares exceptions près, pour peu que la durée de l'examen dépasse une demie minute, les contractions pharyngiennes se produisent et mettent fin à toute exploration.

Maintenant que vous connaissez la technique de la rhinoscopie postérieure, reprenons l'énumération des phénomènes locaux provoqués par la présence des végétations adénoïdes :

Comme elles ont pour effet immédiat d'amener de la sténose des voies aériennes postérieures dès quelles ont atteint un volume suffisant, les symptômes qu'elles font naître sont ceux de l'obstruction des fosses nasales :

A savoir :

L'absence totale de respiration nasale ;

La bouche béante ;

Une sécheresse consécutive de la muqueuse buccale ;

Une diminution de l'odorat ;

Une voix sans timbre ;

Une prononciation spéciale ;

Certaines consonnes sont supprimées du vocabulaire, et remplacées par des lettres d'un timbre à peu près équivalent : ainsi le mot *Nabuchodonosor* est prononcé par eux : *Dabuchododosor*.

Du ronflement nocturne ;

La difficulté de se moucher ;

Un affaissement des traits du visage, on dirait que les maxillaires ont été comprimés latéralement.

Les malades présentent une déformation particulière signalée par le Dr David au congrès de Rouen et bien décrite par Moldenhauer dont le Dr Potiquet nous a donné une traduction :

« Les maxillaires subissent un arrêt de développement singulier.

« Cet arrêt de développement porte surtout sur les bords alvéolaires qui semblent avoir été comprimés latéralement de dehors en dedans, et qui décrivent un arc rétréci sur lequel les dents ne trouvent pas une place suffisante.

« Les dents sont le plus souvent mal conformées, plantées de travers ; quelques-unes, surtout les canines repoussées en dehors du rang : la voûte palatine offre une concavité plus accusée. »

Dans certains cas je l'ai vue nettement ogivale.

La bouche constamment ouverte, l'ovale de la figure démesurément allongé, la projection en avant du maxillaire inférieur impriment à la physionomie un cachet spécial, un air niais qui permet même à distance de soupçonner l'existence des végétations adénoïdes.

Symptômes généraux. — La sténose des voies aériennes supérieures exerce une influence indéniable, sur l'état général des jeunes sujets qui en sont atteints.

Vous savez que l'épithélium pavimenteux qui tapisse les fosses nasales, a pour fonction de retenir les poussières, de tamiser l'air, pour ainsi dire, et de ne laisser passer dans les poumons aucune substance irritante.

La respiration se faisant exclusivement par la voie buccale, l'effet immédiat est de déterminer une irritation permanente des premières voies respiratoires qui se traduit par de la sécheresse des muqueuses buccale et pharyngienne, et une toux opiniâtre.

Le temps n'est pas encore très éloigné, où, les végétations adénoïdes n'ayant pas encore acquis droit de cité dans la pathologie infantile et leur présence étant par conséquent méconnue, cette pseudo-bronchite catarrhale faisait par sa persistance le désespoir des médecins et des familles.

Une pesanteur de tête permanente enlève aux enfants, toute aptitude à un travail intellectuel.

Les petits malades subissent un arrêt dans leur développement : ils sont chétifs, rabougris, leur système musculaire est rudimentaire.

La cage thoracique insuffisamment développée présente une malformation caractérisée surtout par un applatissement exagérée.

L'appendice xyphoïde du sternum est projeté en arrière.

M. le professeur Grancher, dans une de ses leçons cliniques à l'hôpital des Enfants malades en 1886, a signalé une particularité respiratoire qui, non seulement peut être un adjuvant au diagnostic, mais encore jusqu'à un certain point expliquer les malformations thoraciques.

Lorsqu'on met à nu le torse d'un enfant atteint de végétations adénoïdes, et qu'on observe les effets physiologiques de la respiration, on voit si l'enfant respire comme il le fait habituellement la bouche ouverte, les clavicules et les côtes supérieures se soulever, ainsi que l'épigastre et la paroi abdominale pendant que les côtes inférieures s'écartent de l'axe de la cage thoracique.

La respiration est par conséquent physiologique, et l'auscultation pratiquée à ce moment, fait entendre un murmure vésiculaire normal. Mais si le malade ferme la bouche et tente de faire pénétrer l'air par la voie nasale seule, on voit les clavicules et les côtes supérieures se soulever plus énergiquement, les sterno-mastoïdiens se contractent avec plus de force ; par contre, l'épigastre et la paroi abdominale, au lieu de se soulever, se contractent, et subissent même une dépression manifeste.

Le type respiratoire devient costal supérieur et perd le type costo-diaphragmatique qu'il doit avoir physiologiquement.

En même temps, les mouvements inspiratoires deviennent plus fréquents, le malade cherche, en accélérant la respiration, à lutter contre la prise d'air qui est insuffisante comme quantité.

L'auscultation révèle des troubles vésiculaires qui sont la reproduction fidèle des troubles respiratoires.

Le murmure devient obscur, voilé, il semble perçu à une distance plus grande.

Les différences respiratoires apparaissent encore plus manifestement si on a soin de faire respirer alternativement le malade par le nez et par la bouche.

Vous voyez par cet exposé, quelle influence néfaste exerce sur l'état général des malades, la présence dans le pharynx supérieur des végétations adénoïdes, alors qu'il semblerait difficile *à priori* d'admettre qu'une lésion de cet ordre, en apparence bénigne, peut avoir un tel retentissement sur l'économie toute entière.

Complications. — Les végétations adénoïdes amènent fréquemment des lésions de voisinage :

1° L'hypertrophie des amygdales pharyngiennes.

2° Le catarrhe des trompes, l'obstruction se produisant par le mécanisme suivant :

Le catarrhe pharyngien, effet immédiat des végétations, ne tarde pas à se propager à la trompe elle-même, et à provoquer cette surdité particulière sur laquelle je reviendrai lorsque nous étudierons ensemble les surdités catarrhales.

3° Les otites moyennes suppurées.

Cette complication présente une gravité réelle. Vous savez que toute suppuration de l'oreille moyenne, même d'une durée minime, peut amener du côté de l'appareil transmetteur, des altérations anatomo-pathologiques, et des troubles fonctionnels difficilement remédiables.

Les effets pouvant se manifester aussi longtemps que la cause persiste, vous concevez sans qu'il soit besoin d'y insister, à quels dangers permanents les malades sont exposés.

Diagnostic. — Les végétations adénoïdes qu'on peut soupçonner avec les signes que je viens de vous énumérer, ne peuvent être réellement reconnues que par l'examen rhinoscopique postérieur.

Suivant leur développement, elles se présentent sous différents aspects. Tantôt on aperçoit une masse compacte, rougeâtre, de consistance molle, souvent recouverte en partie ou en totalité par un mucus gris-rougeâtre, tantôt de véritables stalactites cachant les ouvertures postérieures des fosses nasales, et recouvrant les parois latérales du pharynx ainsi que les organes qui y sont situés, (ouvertures des trompes d'Eustache et fossettes de Rosen-Muller).

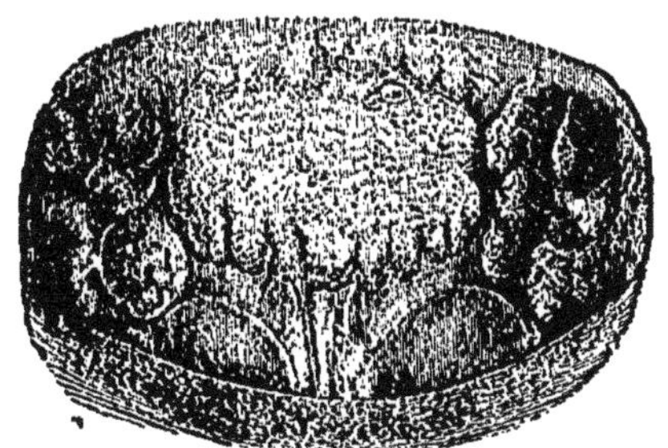

Fig. 19. — Végétations adénoïdes.

L'hyperplasie peut atteindre dans certains cas un volume assez considérable pour occuper l'isthme du gosier toute entier.

D'après Trautmann le tissu adénoïde des fosses et des parois tubaires ne l'hypertrophierait pas.

Les crêtes qu'on aperçoit à ce niveau auraient leur base d'implantation sur la voute même du pharynx.

Cette particularité est importante à retenir au point de vue opératoire.

On pourra en effet se dispenser de porter la pince coupante sur les parties latérales, et éviter ainsi une blessure toujours possible du pavillon des trompes.

Chez certains enfants pusillanimes ou exceptionnellement nerveux, l'examen rhinoscopic postérieur est impraticable, on peut alors, mais dans ces cas seulement, se contenter de l'exploration digitale à laquelle on procède de la façon suivante : on introduit dans la bouche du patient l'index de la main droite, en ayant soin à l'aide du pouce du même côté de placer entre les molaires la surface interne de la joue.

On se prémunira de la sorte contre les ennuis d'une morsûre qui, pour ne pas être dangereuse, n'en serait pas moins gênante.

L'enfant comme moyen de défense cherche à serrer les dents. Dans cette tentative, si ses molaires rencontrent la face interne de ses joues, la douleur qu'il ressent l'oblige immédiatement à desserrer les mâchoires.

L'index est rapidement porté derrière le voile du palais, la surface palmaire dirigée du côté du pharynx nasal.

S'il existe des végétations adénoïdes on à la sensation d'une masse molle, sans consistance, analogue à l'impression que donne le toucher d'un amas de vers de terre réunis en une masse compacte.

Les débutants peuvent être induits en erreur par la sensation que donnent les muscles du pharynx en se contractant autour du doigt qui explore, mais cette sensation change dès que le spasme des muscles vient à céder.

L'examen rhinoscopique sera toujours préférable chaque fois qu'on ne se heurtera pas à des difficultés insurmontables.

Traitement. — Plusieurs procédés opératoires ont été préconisés et sont encore journellement employés.

Comme tous, peuvent, dans un cas déterminé, trouver leur application, je crois utile de consacrer à chacun d'eux une description spéciale.

On se sert pour enlever les tumeurs adénoïdes :

de l'ongle,

de l'ongle en acier,

de la pince choanale de Scheech,

de la curette,

de l'adœnome de Godstein,

de l'anse galvano-caustique,

des curettes électriques de Rousseau de Bruxelles.

Quel que soit le mode opératoire dont on ait fait choix, les préliminaires de l'opération sont les mêmes.

On la pratique indifféremment avec ou sans l'aide du sommeil anesthésique.

Au cas, où le sommeil anesthésique vous semblerait indispensable à cause de la nervosité ou de la pusillanimité du sujet, je vous engage à vous servir du bromure d'éthyle qui a sur le chloroforme le grand avantage, en l'espèce, de ne pas amener d'anémie cérébrale, et de permettre par conséquent d'opérer le malade assis ; cette position facilitant beaucoup la technique opératoire.

Les instruments dont vous aurez décidé l'emploi seront rangés à votre portée dans un bain boriqué. Vous aurez soin de vous munir au préalable :

de perchlorure de fer,

de glace,

de tampons d'ouate phéniquée,

d'une longue pince coudée dite pince porte-coton pour le pharynx nasal,

d'eau chaude et d'eau froide stérilisées par l'ébullition à 110 degrés,

de cuvettes,

de serviettes.

Quelques jours avant l'opération il est prudent d'antisepsier la région au moyen d'irrigations nasales quotidiennement répétées et faites avec une solution tiède d'acide borique à 40 0/0.

Indépendamment de leur action antiseptique, ces lavages ont pour résultat de débarrasser le pharynx nasal de toutes les mucosités qui l'obstruent et de faciliter d'autant l'ablation des végétations.

Il va sans dire que vous vous êtes rendu compte dans les examens précédents de leur volume et de leur situation exacte.

Si vous opérez sans endormir, vous faites asseoir dans un fauteuil large, à dossier élevé, l'aide, qui peut être un membre de la famille, à condition qu'il soit vigoureux et peu impressionnable.

Avec ses jambes et ses mains il doit maintenir le petit malade et en empêcher tous les mouvements.

Si celui-ci consent à ouvrir la bouche, le manuel opératoire se trouve simplifié.

Dans le cas contraire il faut introduire entre ses dents une poire d'angoisse, en bois, et à rainures circulaires, qui a pour effet, grâce aux mouvements rotatoires qu'on lui imprime, de desserrer les mâchoires d'une façon continue, et de donner ainsi à la cavité buccale le diamètre suffisant pour permettre l'introduction de l'instrument qu'on a choisi.

L'ongle, la curette, l'adœnome de Godstein ne constituent qu'un même procédé (le procédé par grattage).

L'instrument est introduit derrière le voile du palais et porté aussitôt sur la voûte du pharynx ; puis au moyen des mouvements de latéralité, et d'avant en arrière on détache les végétations.

Il est nécessaire pour obtenir avec le grattage une cure radicale de déployer une certaine force.

Sans cela on s'exposerait à enlever seulement la pointe

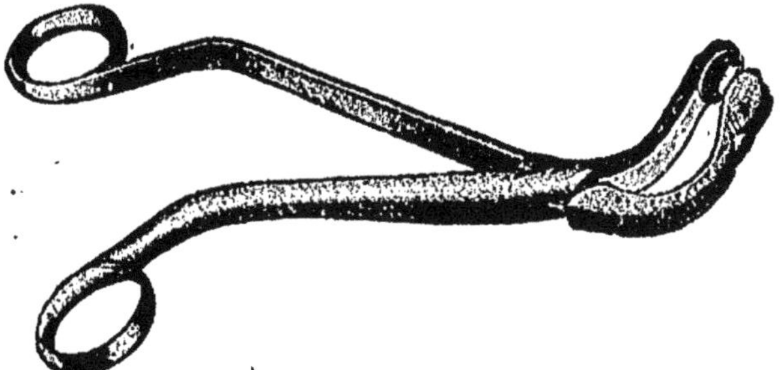

Fig. 20. — Pince de Scheech. — (Moldenhauer).

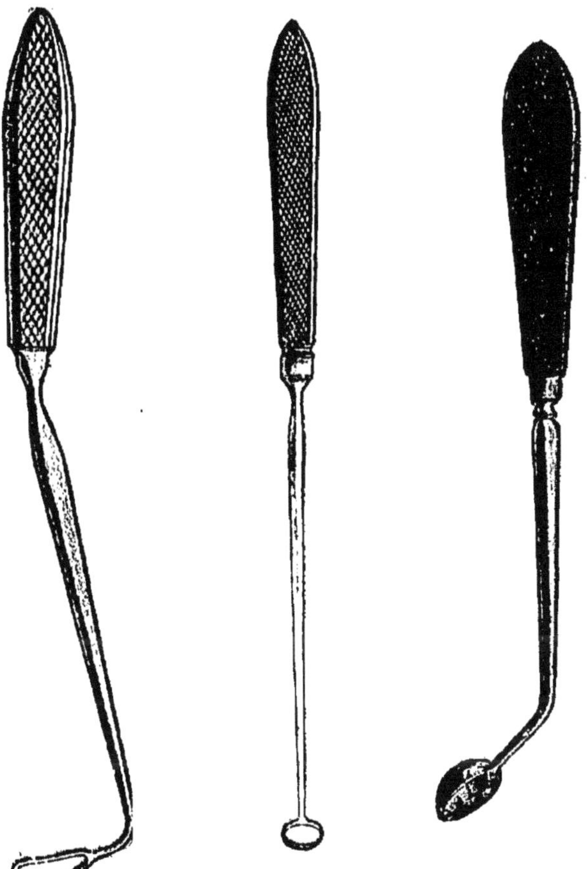

Fig. 21. — Adénome de Gottstein (Moldenhauer).

Fig. 22 — 23. — Curettes tranchantes (Moldenhauer).

des végétations. La base d'implantation serait à peine effleurée et une récidive ne tarderait pas à se produire.

L'hémorrhagie que provoque ce mode opératoire est en général assez abondante. Il a de plus, l'inconvénient de laisser tomber dans l'œsophage, et de là dans l'estomac, sinon la totalité, du moins la plus grande partie de la masse adénoïde enlevée.

Or sachez pour votre gouverne, que l'entourage de l'opéré aime assez à constater *de visu* le corps du délit. Lorsque vous aurez annoncé que vous allez pratiquer l'ablation de végétations du pharynx, il est de toute utilité de pouvoir les montrer à première réquisition.

Je sais bien que souvent le malade restitue quelques heures après les masses adénoïdes si malheureusement disparues, mais il faut aller les chercher au milieu des déjections stomacales. Aussi je préfère employer la pince choanale de Scheech.

Lowenberg, Delstanche, Stœrk, Catti lui ont fait à tour de rôle subir une modification soit de courbure, soit de diamètre.

Ces dernières années M. Chatellier en a fait construire une qui semble réunir toutes les conditions de sécurité et de commodité.

Outre que les les deux mors tranchants sont très larges et permettent par conséquent de saisir une plus large surface, M. Chatellier a eu l'idée ingénieuse de faire pratiquer sur sa face antérieure une encoche répondant exactement à la cloison postérieure des fosses nasales, et permettant de la respecter.

Cette perspective n'est pas à dédaigner, car elle supprime un facteur important d'hémorrhagie souvent inquiétante.

Le mode d'emploi est le suivant :

On éclaire la cavité buccale, on agrandit l'isthme du gosier soit en comprimant la langue avec l'abaisse-langue soit en faisant prononcer le mot « ah » puis on introduit la pince fermée derrière le voile du palais.

On la porte rapidement en haut jusqu'à ce qu'elle heurte la voûte du pharynx : on l'ouvre alors, et on saisit, en la refermant, le tissu adénoïde, qui reste emprisonné dans la cavité des curettes et qu'on amène au dehors.

On peut sans inconvénient faire plusieurs applications successives.

Il faut au préalable s'être exactement rendu compte, non seulement du volume, mais encore de la situation des végétations pour porter l'instrument partout ou il est nécessaire.

Ne craignez pas lorsque vous sentirez les végétations bien fixées contre les mors de la pince, d'opérer une traction énergique. Vous enlèverez parfois de la sorte une masse plus volumineuse que la capacité de l'instrument ne semble le permettre.

Dès que l'opération est terminée, au moyen d'une expiration énergique pratiquée alternativement par chaque narine, l'autre étant bouchée ; le malade expulse les bribes de végétations incomplètement détachées, et le sang qui obstrue ses fosses nasales postérieures.

Immédiatement après, j'ai l'habitude d'insuffler une douche d'air par le procédé de Politzer.

Quelques auteurs ont incriminé cette précaution, en prétendant qu'on pouvait envoyer de la sorte du sang dans la caisse et amener une otite moyenne purulente.

Je vous avoue que j'en suis encore à constater un accident de ce genre. Elle a le très grand avantage d'éviter l'hémorrhagie post-opératoire, la douche d'air remplissant le rôle d'un coussin compressif qu'on appliquerait sur la surface saignante.

L'écoulement de sang parfois très abondant au début, ne tarde pas à s'arrêter de lui-même.

Les hémorrhagies inquiétantes sont fort heureusement une rare exception.

J'en ai eu une seule et dans des conditions tellement étranges que je vous demande la permission de vous en raconter les phases diverses.

En 1888, j'opérais avec M. le Dr Jules Simon un jeune enfant de 11 ans.

L'opération ne présenta rien d'anormal, le volume des végétations n'avait rien d'extraordinaire, et un quart d'heure environ après l'intervention chirurgicale nous quittâmes le jeune garçon qui ne saignait plus, en recommandant aux parents de le garder au repos sur un fauteuil.

Il était dix heures du matin environ. A six heures lorsque je me présentais pour voir comment allait le petit opéré, je le trouvais couché et horriblement pâle.

La mère me raconta que vers deux heures, il avait été pris d'un saignement de nez et qu'elle avait envoyé chercher un médecin du voisinage.

Celui-ci sans demander d'explications, conseilla la position horizontale et pratiqua un tempomement des fosses nasales antérieures avec de l'amadou.

C'étaient là, n'est-il pas vrai, des conditions admirables pour permettre à l'hémorrhagie pharyngienne de passer désormais inaperçue, aussi, dès que j'examinai le pharynx, je vis le sang qui coulait d'une façon continue le long de la paroi postérieure et se déversait dans l'estomac.

Au même moment, l'enfant fut pris de vomissements et rejeta deux cuvettes de sang coagulé.

Je fus obligé de faire des badigeonnages avec une solution au dixième de perchlorure de fer et de lui en administrer quelques gouttes à l'intérieur.

A dix heures du soir seulement, je me rendis maître de l'écoulement sanguin.

J'appris en faisant une enquête minutieuse, que malgré ma défense, on l'avait laissé jouer avec ses frères après mon départ et il est probable que les mouvements désordonnés auxquels il s'était livré avaient amené l'hémorrhagie.

Je ne saurais trop vous engager à exiger le repos le plus complet et la station assise dans un fauteuil.

J'ai aussi l'habitude de recommander aux parents d'examiner toutes les heures le pharynx postérieur, de façon à voir s'il ne coule pas de sang, et de m'envoyer prévenir au cas où une hémorrhagie, même minime, se déclarerait.

Le jour de l'opération, ne permettez que des aliments froids et liquides, ne vous préoccupez pas si un léger accès de fièvre survient; le repos à la chambre suffit pour le faire disparaître.

Ne croyez pas que la respiration nasale se rétablisse dès que les végétations ont été enlevées. Les enfants ont pris l'habitude de respirer la bouche ouverte et il est nécessaire d'entreprendre une véritable éducation respiratoire pour remettre les choses dans le droit chemin.

Engagez les parents à les surveiller dans la journée d'une façon constante, et à leur enjoindre de fermer la bouche, dès qu'ils cherchent à reprendre les habitudes passées.

La nuit, on devra, au moyen d'une mentonnière, maintenir accolées les arcades dentaires.

Il est rare qu'après un mois de ces précautions, la respiration ne soit pas redevenue normale.

Si vous devez pratiquer l'opération chez une jeune fille réglée, il faut choisir de préférence la quinzaine qui suit l'apparition des règles.

Cette étude serait incomplète si je ne vous disais un mot de l'emploi des anses galvano-caustiques.

Ce procédé, comme son nom vous l'indique, consiste à tenter l'ablation des végétations au moyen d'une anse rougie par l'électricité.

Vous concevez combien ce système est défectueux.

Il nécessite d'abord un nombre considérable de séances, puis, l'introduction de l'anse ouverte, derrière le voile du palais, n'est pas des plus commodes.

Pour ces deux raisons, je doute que leur emploi, préconisé par Voltolini, se généralise.

Tout récemment, M. le Dr Rousseau, de Bruxelles, a proposé de les cautériser au moyen d'un véritable cautère galvano-caustique.

Il prétend éviter ainsi l'hémorrhagie et les accidents inflammatoires ou infectieux.

Le procédé est encore trop nouveau pour avoir fait ses preuves. Dans tous les cas, les accidents inflammatoires ou infectieux auxquels fait allusion M. le Dr Rousseau sont tellement exceptionnels qu'il est au moins superflu de songer à les éviter.

Parmi les accidents post-opératoires à longue échéance, M. le Dr Cartaz a signalé une hémorrhagie possible survenant plusieurs jours après l'ablation.

Il est donc nécessaire de ne pas perdre immédiatement les malades de vue, de façon à pouvoir intervenir, si cette complication survenait.

TROMPE D'EUSTACHE

Anatomie. — La trompe d'Eustache est un conduit mi-osseux, mi-cartilagineux, qui fait communiquer la caisse du tympan avec le pharynx.

Sa longueur est de 38 millimètres environ.

Oblique de haut en bas, elle forme au point d'intersection où finit la portion cartilagineuse, et où commence la portion osseuse, un angle très obtus, ouvert en avant et en bas.

Ce point d'intersection s'appelle isthme de la trompe.

Elle est osseuse dans son tiers supérieur et cartilagineuse dans ses deux tiers inférieurs.

Son diamètre est de 1 centimètre au niveau de l'extrémité pharyngienne ; de 1/3 de centimètre à l'orifice tympanique ; de 1/2 centimètre environ au niveau de l'isthme.

L'orifice pharyngien, dont le diamètre est un peu plus large chez l'enfant que chez l'adulte, a reçu le nom de pavillon de la trompe d'Eustache.

Il vient aboutir dans le pharynx latéral, derrière le voile du palais, à 1 centimètre de la paroi postérieure du pharynx, et à 1 centimètre de l'extrémité postérieure du cornet inférieur qui peut le recouvrir dans certains cas d'hypertrophie.

Il a la forme d'un bourrelet muqueux à peu près circulaire.

Il est facilement aperçu au moyen de la rhinoscopie postérieure qui est un mode d'exploration précieux pour aider au diagnostic de certaines altérations de la trompe.

L'orifice tympanique se trouve à la partie la plus élevée de la paroi antérieure de la caisse du tympan, juste en face l'orifice qui fait communiquer les cellules mastoïdiennes avec l'oreille moyenne.

La portion osseuse est parallèle au canal osseux dans lequel est logé le tensor tympani.

Le canal et le conduit osseux sont adossés l'un à l'autre, comme deux canons de fusil.

La muqueuse qui tapisse la trompe est recouverte de cils vibratils dont les mouvements se dirigent de la caisse vers le pharynx.

Fonctions physiologiques. — Les fonctions physiologiques de la trompe consistent à véhiculer l'air, du pharynx à la caisse; de façon à ce que la membrane du tympan soit également comprimée; du côté de sa face externe par l'air ambiant, du côté de sa face interne par l'air contenu dans l'oreille moyenne et amené par la trompe.

La transmission des ondes sonores ne peut se faire dans les conditions normales, qu'autant que la pression est égale des deux côtés.

Toute perte d'équilibre a pour conséquence immédiate, quelle qu'en soit la cause, de déterminer une diminution immédiate de l'acuité auditive.

L'appareil moteur de la trompe est constitué principalement :

Par le muscle péristaphylin externe qui prend son insertion mobile sur la portion cartilagineuse et qui a pour effet, en se contractant, en même temps qu'il tend le voile du palais, de maintenir béante et de dilater l'ouverture pharyngienne. Tout mouvement de déglutition, en raison de son action sur le voile du palais, aurait donc pour effet de rendre béant le pavillon, et, par contre-coup, d'introduire dans la caisse la quantité d'air nécessaire.

Le muscle petro-staphylin, ou élévateur du voile du palais, semble être l'antagoniste du précédent. Ses fonctions physiologiques sur la trompe ne sont pas du reste absolument démontrées, et je me contente de vous les signaler sans y insister davantage.

Indépendamment de son rôle physiologique, la trompe d'Eustache a aussi pour fonction de déverser dans le pharynx le mucus sécrété par la muqueuse de la caisse.

Pathologie. — Elle n'a pas de pathologie propre, en ce sens qu'elle n'est jamais primitivement atteinte. Tout processus morbide qui l'envahit est toujours la conséquence d'une lésion aiguë ou chronique des premières voies respiratoires, abstraction faite de quelques cas très rares de corps étrangers.

Corps étrangers. — Fleishmann a publié une observation où une barbe d'épi avait été introduite dans la trompe, et Andry a vu un lombric qui y avait élu domicile.

Ce sont, je crois, les deux seuls cas de corps étrangers publiés.

Il est rare que les altérations qui l'atteignent restent longtemps limitées à elle seule. Elles ne tardent pas à porter leurs ravages sur la caisse, la chaîne des osselets et la membrane du tympan.

Aussi, peut-on dire que si elles constituent des affections bénignes pour peu qu'elles aient été convenablement traitées dès le début, elles peuvent avoir des conséquences graves au point de vue de l'intégrité de l'organe de l'ouïe si aucune intervention thérapeutique n'a été tentée.

Pathologie. — 1° L'engouement catarrhal ;

2° L'obstruction ;

3° Les rétrécissements ;

4° Les végétations granuleuses ou polypeuses ;

5° Les accidents syphilitiques, primitifs, secondaires ou tertiaires, sont les lésions habituelles de la trompe. Quelle que soit leur nature, elles ont toutes un ensemble de symptômes communs, généraux et locaux. L'examen au spéculum de la membrane du tympan ne suffit pas pour faire le diagnostic différentiel.

Le catéthérisme,

L'auscultation concomitante avec l'auto-stéthoscope,

L'introduction de bougies filiformes à travers le catéther préalablement mis en place.

La rhinoscopie postérieure, doivent être le complément indispensable de tout examen.

Ce n'est qu'au moyen de ces manœuvres préliminaires que vous arriverez à constituer les éléments de votre diagnostic. La description de leur mode opératoire a sa place toute indiquée ici, car, pour la clarté même du sujet, elle doit précéder l'étude des symptômes.

Catéthérisme de la trompe. — Il fut pratiqué pour la première fois par un maître de postes de Versailles, Guyot. Il fit de sa découverte l'objet d'une communication à l'Académie des sciences en 1724.

J'ai cru intéressant de vous donner la copie exacte du procès-verbal.

Procès-verbaux manuscrits de l'Académie des sciences. Année 1724.

Séance du 21 janvier (f° 11).

« M. Guyot, maître des postes de Versailles, est entré et a fait voir une manière d'injecter l'intérieur de l'oreille qu'il a trouvée, et avec laquelle il s'est guéri d'une surdité.

« M. le maréchal de Rollard (président) a nommé pour l'examiner MM. Winslow et Morand. »

Séance du 1er avril (f° 133).

MM. Winslow et Morand ont parlé ainsi sur l'injection de M. Guyot annoncée le 21 janvier. Nous avons examiné par ordre de l'Accadémie royale des sciences une pompe inventée par M. Guyot, pour seringuer par la bouche le canal qui communique au fond de l'oreille. La pièce principale de cette pompe est un tuyau recourbé que l'on insinue au fond de la bouche, derrière et au-dessus du palais, à dessein de l'appliquer au pavillon du canal de communication que l'on veut injecter. On n'avait point encore imaginé d'instrument propre à seringuer le canal par cette voye. Celuy que M. Guyot a inventé nous a paru très ingénieux, et peut servir à laver au moins l'embouchure du canal nommé la trompe d'Eustache ; ce qui le rendrait utile en certains cas. »

Depuis, le procédé s'est modifié et simplifié.

Le catéthérisme se pratique par la voie nasale au moyen d'une sonde en caoutchouc ou en métal, dite sonde d'Itard, et dont vous voyez ici un spécimen.

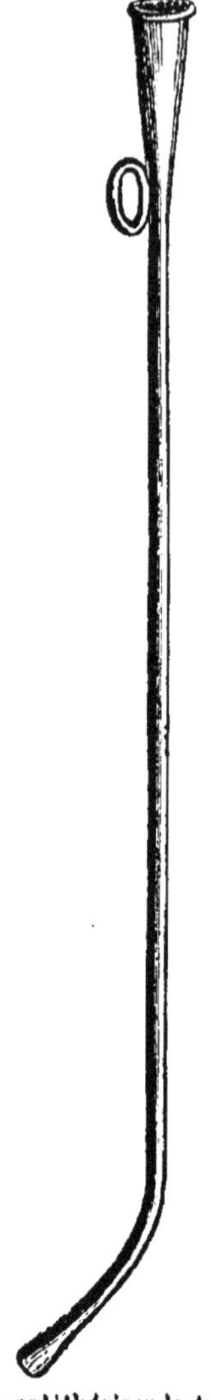

Fig. 24. — Sonde à catéthériser la trompe (Hartmann).

Plusieurs modes d'introduction ont été proposés, voici celui auquel je donne la préférence :

Le malade est assis, la tête droite et appuyée soit contre le mur, soit au dossier d'un fauteuil.

L'opérateur debout, devant lui, prend entre le pouce et l'index de la main droite le catéther muni préalablement du côté de sa large embouchure d'un soufflet de Richardson maintenu avec la main gauche.

Il l'introduit dans le méat nasal, la concavité de l'instrument tournée en bas. Il faut avoir soin de relever immédiatement le bec de la sonde pour que celui-ci vienne s'appuyer contre le plancher des fosses nasales, et ne puisse pénétrer entre le cornet inférieur et le cornet moyen.

Ce premier temps accompli le catéther est poussé dou-

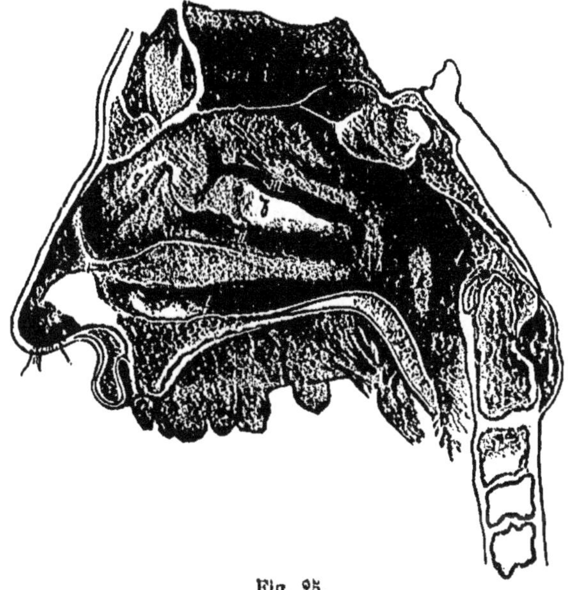

Fig. 25.

Disposition anatomique de la trompe.

I. Méat inférieur. — II. Méat moyen. — III. Méat supérieur. — *a*. Cornet inférieur. — *b*. Cornet moyen. — *c*. Cornet supérieur. — *d*. Quatrième cornet. — *e*. Vestibule des fosses nasales. — *f*. Atrium du méat moyen. — *g*. Agger nasi. — *h*. Orifice du sinus sphénoïdal. — *i*. Orifice de la trompe. — *k*. Lèvre antérieure de la trompe. — *k*. Lèvre postérieure de la trompe, et pli salpingo-pharyngien. — *l*. Fossette de Rosen-Muller. — *m*. Voile du palais. — *n*. Tonsille pharyngienne indiquée (Moldenhauer).

cement tout le long du plancher nasal, jusqu'au moment où il tombe dans le pharynx.

Il n'est pas nécessaire d'en toucher la paroi postérieure, on évite ainsi non seulement une sensation désagréable au malade, mais encore les chances d'une éraillure possible de la muqueuse qui peut être le point de départ d'un emphysème local et momentané.

Il faut alors ramener la sonde en avant, en exagérant légèrement le mouvement d'élévation déjà pratiqué lors de l'introduction dans le méat; jusqu'au moment où le bec de l'instrument est arrêté par le bord postérieur de l'aponévrose palatine. Elle donne une sensation de résistance pseudo-osseuse.

On se trouve à ce niveau à la même profondeur que le pavillon de la trompe, et pour que le catéther aille pour ainsi dire s'iy introduire directement de lui-même, on a plus qu'à lui faire exécuter un mouvement de rotation jusqu'à ce que l'œillet placé à l'extrémité de la sonde se trouve dans un plan qui passerait par les deux conduits auditifs externes.

Il peut se faire que même en exécutant très exactement cette manœuvre, le bec pénètre dans un bourrelet muqueux situé sur le même plan que la trompe, mais un peu en arrière (2 millimètres environ) et connu sous le nom de fossette de Rosen-Muller.

L'erreur est d'autant plus plausible que la sensation perçue par l'opérateur est la même dans les deux cas.

On peut néanmoins s'apercevoir de cette fausse route, si on a soin de prendre les deux précautions suivantes :

1° Imprimer à l'instrument un léger mouvement de traction.

S'il a bien pénétré dans le pavillon de la trompe, le bec de la sonde reste en place.

Si au contraire il s'est engagé dans la fossette, les légers mouvements de traction que vous opérerez, suffiront pour l'en faire sortir et l'engager dans le pavillon.

2° Ne jamais commencer les insufflations, sans s'être muni préalablement de l'auto-stéthoscope, avec lequel vous percevrez tous les bruits que détermine le passage de l'air.

Dès que vous vous êtes assurés que l'instrument est bien en place, vous le maintenez avec le pouce et l'index de la main droite ; pendant qu'avec la main gauche vous pratiquez les mouvements de compression du soufflet nécessaires à la prise d'air.

Il est des cas d'une rareté extrême où le cathétérisme est impossible, soit que vous ayez affaire à des malformations nasales (déviations de la cloison, etc...) soit que vous vous heurtiez à une appréhension insurmontable de certains malades nerveux ou timorés.

Vous devez alors tourner la difficulté en vous servant d'un procédé d'insufflation connu sous le nom de procédé de Politzer.

Il est basé sur le fait physiologique suivant :

Lorsqu'on opère un mouvement de déglutition les narines et la bouche étant fermées, il n'y a plus dans le pharynx que deux voies naturelles perméables ; ce sont les deux trompes d'Eustache.

Vous connaissez suffisamment le rôle physiologique du voile du palais, du pharynx et de l'épiglotte dans le phénomène de la déglutition pour qu'il soit inutile d'insister davantage, vous citer le fait c'est vous l'expliquer.

La poire de Politzer est un ballon en caoutchouc muni à une de ses extrémités d'un embout nasal, recouvert lui-même d'un tube de caoutchouc pour éviter les contusions de la muqueuse.

On l'introduit dans une narine et on fait prendre au malade une gorgée de liquide.

Au moment où le mouvement de déglutition s'opère, on exerce une compression sur la poire tenue à pleine main, pendant que le pouce et l'index de la main gauche maintiennent l'embout nasal et oblitèrent herméti-quement les narines.

La colonne d'air ainsi poussée, n'ayant d'autre issue que les trompes, pénètre jusque dans les caisses.

Ce procédé rend de réels services, il ne présente d'autres difficultés que celle de faire mathématiquement coïncider le moment de la déglutition avec le moment de compression de la poire.

On peut également faire pénétrer de l'air dans les trompes par le procédé de Valsalva.

Il est fondé sur le même fait physiologique que le précédent, et consiste à faire opérer au malade un mouvement de déglutition, le nez et la bouche étant fermés.

Accidents possibles du catéthérisme. — Le catéthérisme n'est pas une opération banale. Indépendamment de la dextérité et de l'habitude qu'il nécessite, il peut parfois donner lieu à un accident qui sans être grave, n'en revêt pas moins un caractère singulièrement inquiétant.

Je veux parler de l'œdème pharyngien.

La muqueuse qui tapisse le pharynx et l'arrière-cavité des fosses nasales est très mince et se laisse facilement érailler. Si le catéthérisme a été maladroitement ou brutalement pratiqué, il peut occasionner un léger traumatisme.

Si avec cela la sonde a pénétré dans la fossette de Rosen-Muller et y est restée fixée, l'air insuflé provoque un emphysème local, qui se manifeste extérieurement par un gonflement du cou (dont le volume est en rapport avec la quantité d'air insufflé) et une angoisse dyspnéique quelquefois considérable.

Il faut alors introduire rapidement le doigt dans le

pharynx et avec l'ongle déchirer toutes les parties de la muqueuse tuméfiée pour donner issue à l'infiltration gazeuse.

Cette complication peut toujours être évitée, si on a la précaution de ne jamais faire le catéthérisme, sans en vérifier les effets avec l'auto-stéthoscope.

Auscultation de l'oreille. — Elle doit être le complément indispensable du catéthérisme : non pas seulement parce qu'elle permet de constater si le bec de la sonde est bien réellement engagé dans le pavillon de la trompe, mais aussi parce qu'elle donne des indications précieuses sur l'état de la muqueuse.

Elle se pratique au moyen de l'auto-stéthoscope.

Un des embouts est introduit dans l'oreille du malade pendant que l'autre est fixé à celle de l'opérateur.

Son emploi est basé sur le rôle que jouent les corps solides dans la transmission du son.

A l'état normal le bruit de l'air insufflé donne à l'oreille qui l'écoute le son du murmure vésiculaire.

Dès que la trompe est obstruée par des sécrétions, on perçoit un bruit analogue à celui que donne à l'auscultation, la présence dans les bronches de râles ronflants ou sibilants.

Nous passerons du reste en revue les différentes intonnations perçues en décrivant les symptômes propres à chacune des altérations qui les amènent.

Introduction de bougies filiformes. — Dans certains cas d'obstruction totale, il est nécessaire pour se rendre un compte exact des lésions, de pratiquer un véritable sondage de la trompe tout entière.

La technique de cette opération est facile.

Après avoir préalablement pratiqué le catéthérisme, on fixe la sonde au lobule du nez avec une serre-fine à ressort lâche, puis on introduit à travers le catéther une bougie filiforme en s'arrêtant dès qu'on rencontre un obstacle.

Il faut, pour ne provoquer aucun accident, se souvenir de la longueur totale du canal, et de la longueur respective de ses parties cartilagineuse et osseuse.

En poussant la bougie trop avant on risquerait de toucher le segment supérieur de la membrane du tympan.

Je vous recommande aussi, après une exploration de ce genre, de vous abstenir de toute insufflation d'air. Vous pourriez déterminer de l'emphysème, si un lambeau de muqueuse avait été déchiré par vos manœuvres.

Engouement catarrhal. — 1° L'engouement catarrhal est caractérisé par la présence de mucosités dans la trompe.

Elles en diminuent le diamètre dans des proportions variables, sans arriver toutefois à l'obstruction complète.

L'engouement est un des symptômes de l'otite moyenne catarrhale aiguë.

Il survient à la suite des poussées inflammatoires des premières voies respiratoires.

Il se traduit par une diminution de l'acuité auditive qui ne va jamais jusqu'à la surdité complète.

Je ne fais ici que vous le signaler, me réservant de vous en parler plus longuement, lorsque nous étudierons l'affection dont elle est symptomatique.

Obstruction.— Indifféremment unilatérale ou bilatérale, l'obstruction des trompes se traduit par un ensemble de phénomènes qui ne varient jamais, aussi est-elle une des affections de l'oreille dont le diagnostic serait à la rigueur possible sans l'aide de l'examen direct.

Symptômes subjectifs. — 1° Le malade est très sourd, et l'est devenu au cours d'une angine, d'une pharyngite, de végétations adénoïdes, etc.

2° Il se plaint de bourdonnements qu'invariablement il compare au bruit que provoque l'application d'un coquillage contre l'oreille.

3° Il lui semble que sa propre voix a des résonnances inaccoutumées.

Symptômes objectifs. — L'examen de l'oreille montre la membrane du tympan appliquée pour ainsidire contre la paroi interne de la caisse.

La face externe présente une concavité exagérée et le manche du marteau a une direction oblique qui le fait paraître racourci.

Le catéthérisme ne permet pas à la colonne d'air d'arriver jusqu'à la caisse.

Marche, durée. — Livrée à elle-même elle peut persister aussi longtemps que la cause qui l'a fait naître et peut à la longue, comme l'a observé Politzer, amener une véritable contraction du tensor tympani.

Traitement. — Il n'existe à proprement parler qu'un seul moyen d'y remédier. La douche d'air.

Il est nécessaire, d'en renouveler l'emploi, une fois par jour jusqu'à guérison.

Il faut en même temps s'efforcer de remédier à la cause occasionnelle et instituer une médication appropriée à la lésion pharyngienne ou naso-pharyngienne que vous aurez constatée.

Rétrécissements. — Ils sont la conséquence d'obstructions répétées qui finissent par amener une véritable hypertrophie de la muqueuse.

Adhérences. — Les adhérences siègent en général sur le pavillon, et elles résultent d'une cicatrice syphilitique, scrofuleuse ou diphtéritique.

Elles sont décelées par la rhinoscopie postérieure.

Les rétrécissements hypertrophiques sont diagnostiqués comme situation et comme calibre au moyen de la sonde filiforme.

Pour les guérir il faut opérer une véritable dilatation de la partie atrésiée.

On arrive à ce résultat au moyen de bougies introduites par la sonde, et dont le calibre est proportionné au diamètre du rétrécissement.

Les rétrécissements cicatriciels du pavillon qui sont fort heureusement rares, constituent une affection à peu près incurable.

Végétations. — Les végétations granuleuses ou polypeuses produisent des accidents locaux proportionnés à leur volume.

C'est avec l'aide de la rhinoscopie que vous arrriverez à les découvrir.

Elles sont extrêmement rares et sont justiciables de cautérisations qui ne sont pas toujours faciles à pratiquer.

Accidents syphilitiques. — Les accident syphilitiques siègent sur le pavillon.

Les chancres sont le résultat d'un contact direct avec un instrument contaminé.

Il y a quelques années un spécialiste en renom, mort aujourd'hui, détermina avec une sonde malpropre une véritable série de chancres du pavillon de la trompe.

J'ai pour ma part donné mes soins à un malade qui, étant enfant, avait été contaminé de la sorte.

Les plaques et les gommes n'ont d'importance que par les cicatrices qu'elles peuvent laisser, aussi lorsqu'on a découvert un accident de ce genre, faut-il attentivement surveiller la trompe, et au moyen de catéthérismes journaliers empêcher soit son obstruction soit la diminution de son calibre.

Vous éviterez les contaminations en ayant soin de flamber vos sondes après et avant chaque catéthérisme.

OTITE CATARRHALE AIGUE

L'otite catarrhale aiguë se caractérise par les symptômes subjectifs suivants :

1° Une surdité subite.

2° Une douleur aiguë, d'intensité moyenne, à peu de chose près semblable à celle de la myringite.

3° Des bourdonnements d'un timbre analogue à celui de l'obstruction de la trompe d'Eustache.

4° Une sensation de plénitude dans l'oreille.

Etiologie. — Chez les adultes, elle est surtout une affection saisonnière, survenant de préférence au cours des printemps humides.

Elle constitue aussi une complication commune, soit des origines catarrhales, soit de la grippe.

Chez les enfants, indépendamment des causes que je viens de vous énumérer, elle est souvent une des conséquences des végétations adénoïdes.

C'est l'otite catarrhale aiguë qui chez eux détermine ces accès d'otalgie, si douloureux dont on ne peut constater la cause à l'examen direct, en raison de la rapidité avec laquelle ils disparaissent.

Quelle que soit son origine, elle se présente avec un ensemble de signes objectifs et subjectifs, suffisamment caractéristiques, pour être facilement reconnue.

L'intensité des symptômes, les signes fournis par l'examen direct, subissent des modifications en rapport avec l'étendue ou la gravité des lésions anatomo-pathologiques.

Au début, on ne constate qu'une hypérémie de la muqueuse des premières voies respiratoires.

La période d'état est caractérisée par la présence dans la caisse d'un exsudat :

D'abord muqueux;

Puis séreux;

Et enfin purulent, si aucune médication appropriée n'est venue enrayer la marche ascendante de l'affection.

Aspect de la membrane et des premières voies respiratoires. — A la période d'hypérémie, la membrane du tympan présente l'aspect que je vous ai décrit en vous parlant de la myringite aiguë, elle est ou sillonnée de stries rougeâtres, ou uniformément rouge. En même temps comme il existe une obstruction concomitante de la trompe d'Eustache, provoquée par un gonflement de la muqueuse qui en accole les parois, interceptant ainsi la libre circulation de l'air; la caisse est vide et la membrane du tympan obéissant à la pression atmosphérique qui n'est plus contrebalancée, est refoulée en dedans. Elle apparaît plus ou moins concave suivant le degré de vacuité de la caisse. Le manche du marteau, au lieu d'être vertical, est oblique, et semble racourci comme l'a fait observer Trœlsh.

Le malade est déjà très sourd, il se plaint de sensations subjectives, analogues à celles que je vous ai signalées, en vous parlant de l'obstruction de la trompe.

L'examen de la gorge révèle l'existence d'une angine, d'une pharyngite catarrhale, d'une lésion syphilitique, de végétations adénoïdes, etc.

Cette période d'hypérémie ne dure en général que quelques jours. Elle est remplacée par un état plus grave, caractérisé par la formation dans la caisse et la trompe d'un liquide muqueux ou séreux.

L'examen direct, aussi bien que les phénomènes subjectifs qu'elle fait naître en décèlent la présence.

Il a une consistance plus ou moins épaisse, et son action sur l'aspect du tympan est proportionnée tant à sa nature qu'à son abondance.

On constate sur la membrane une zone de couleur sombre, située au-dessous d'un segment normal.

La ligne de démarcation, au niveau où le liquide s'arrête, apparaît nettement sous la forme d'une rayure sombre, donnant l'illusion d'un cheveu qu'on aurait appliqué horizontalement sur la membrane du tympan.

Cette comparaison proposée par Urbantshish, a le grand avantage d'être suffisamment claire pour dispenser de toute description.

Le niveau de cette rayure est, vous le comprenez, subordonné à l'abondance du liquide, mais sa direction ainsi que la situation qu'il occupe au moment de l'examen varient suivant le mouvement que le malade imprime à sa tête.

Signes subjectifs. — Lorsque la consistance du mucus en permet le déplacement, les malades éprouvent une sensation particulière qui est comme le signe pathognomonique de sa présence.

Chaque mouvement provoque du côté de la face interne de la membrane du tympan un choc, analogue à celui que produirait un corps étranger mobile.

Cette sensation est du reste complètement indolore et elle disparaît dès que le liquide a acquis une consistance suffisamment épaisse, pour rendre son déplacement impossible.

Dans l'un et l'autre cas la surdité est notable, non seulement à cause de l'état de réplétion de la caisse, mais encore en raison de l'obstruction de la trompe d'Eustache.

Les bourdonnements ne dépassent pas en général, en tant qu'intensité, ceux de l'obstruction de la trompe, mais il peut arriver que le liquide contenu dans la caisse, exerce sur les fenêtres une pression suffisante pour amener tous les signes de la compression labyrinthique (vertiges, étourdissements, syncopes, bruits musicaux).

L'état général est rarement normal, les malades se plaignent d'une sensation de malaise qui trouve son explication dans l'état des premières voies respiratoires.

Il n'est pas rare de constater une légère élévation de de la température généralement vespérale.

Ils se plaignent de céphalalgie et accusent cette résonnance particulière de la voix, dont je vous ai déjà parlé en traitant des altérations de la trompe.

Signes fournis par le catéthérisme de la trompe. — Dans l'otite catarrhale aiguë, le catéthérisme n'est pas seulement un moyen thérapeutique, il fournit aussi des signes précieux pour le diagnostic.

La technique du catéthérisme, vous la connaissez, je n'ai donc pas à y revenir, permettez-moi seulement d'insister sur ce fait que pour vous rendre un compte exact et de la nature et de l'étendue des lésions, l'auscultation de la caisse doit en être le complément indispensable.

Vous percevrez un bruit particulier, produit par le passage de l'air à travers l'exsudat et que je ne puis mieux vous comparer qu'aux râles de la bronchite.

Lorsque les parois de la trompe sont accolées, il est difficile de faire arriver l'air jusqu'à la caisse, même en employant une pression très énergique.

Cette difficulté n'est que passagère. En procédant avec

méthode on arrive toujours soit avec le procédé de Politzer soit avec le catéthérisme, à amener une désobstruction momentanée, suffisante pour permettre de constater la présence du mucus.

Suivant sa densité, les bruits perçus sont comparables soit à des râles ronflants, soit à des râles sibilants.

Marche, durée, terminaison. — C'est une affection bénigne à proprement parler, puisque la guérison est la règle.

Elle présente cependant une certaine gravité, parce qu'elle a une tendance à la récidive et que toute récidive tend à la transformer en otite chronique.

Cela est d'autant plus vrai que chaque atteinte nouvelle a une acuité moindre et une durée plus longue que celle qui l'a précédée.

Sa marche est essentiellement variable. Elle est caractérisée par les trois phrases suivantes :

1° Ou bien elle guérit seule, en quelques jours, par résorbtion de l'exudat ;

2° Ou elle guérit avec les moyens thérapeutiques que je vais vous indiquer dans un instant ;

3° Ou bien l'exudat s'organise et donne lieu à une série d'accidents locaux graves, au point de vue de l'intégrité de l' rgane, et connus sous le nom d'otite catarrhale chronique qui fera le sujet de notre prochaine conférence.

Dans le premier cas la lésion ne laisse aucune trace de son passage.

Dans le second l'appareil auditif conserve la plupart du temps une marque indélébile qui consiste en un épaississement de la muqueuse.

Il en résulte une légère diminution de l'acuité auditive. Le tic-tac de la montre est entendu moins distinctement, et moins loin ; la perception de la voix articulée restant normale.

Je passe à dessein les conséquences du troisième, qui relèvent de l'étude de l'otite chronique.

Les arthritiques, les fumeurs, les lymphatiques, sont plus que les autres prédisposés à la récidive de l'otite catarrhale, en raison de la sensibilité exagérée de leurs premières voies respiratoires.

Les enfants atteints de tumeurs adénoïdes inopérées rentrent dans cette catégorie.

Je vous ai dit que c'était surtout une affection saisonnière, l'expression est peut-être impropre en ce sens qu'elle est surtout l'apanage des climats humides. Elle s'observe rarement par les temps froids et secs, plus rarement encore pendant l'été.

Malgré son apparence de bénignité je vous engage à ne jamais la considérer comme quantité négligeable, et à instituer une médication rationnelle dès l'apparition des premiers symptômes.

Vous aurez certes quelquefois à lutter contre l'indifférence des malades, qui s'appuieront sur ce fait que les accidents ayant déjà disparu une ou plusieurs fois sans traitement, l'utilité d'une intervention médicale ne leur paraît pas démontrée.

Dites vous que l'otite catarrhale aiguë, dégénère facilement en otite catarrhale chronique et que cette dernière fournit 70 0/0 environ des sourds incurables.

Traitement. — De même qu'elle peut passer par trois phases distinctes, de même trois traitements différents doivent être appliqués.

Chez les enfants si vous constatez l'existence de tumeurs adénoïdes, vous devez procéder à leur ablation.

Vous devez obéir aussi aux indications que vous fournira l'examen des premières voies respiratoires.

Le corriza aigu, vous le combattrez au moyen d'irrigations nasales boriquées et tièdes, faites avec le siphon de Weber.

C'est une médication qui vous rendra des services réels à condition toutefois que vous l'appliquiez dans les règles, et à ce sujet, je crois indispensable d'entrer dans quelques détails. Son mode d'emploi est basé sur la théorie physique du siphon.

L'instrument se compose d'un tube en caoutchouc terminé à une de ses extrémités par un embout nasal, et à l'autre par une balle de plomb perforée.

Au milieu est une ampoule servant de poire d'appel.

L'extrémité lourde est plongée dans le vase, contenant le liquide.

Au moyen d'une pression exercée sur l'empoule, l'eau arrive dans le tube.

Le malade le saisit alors entre le pouce et l'index près de l'embout, et l'introduit dans le méat nasal parallèlement au plancher.

Cette direction est importante, car s'il était introduit perpendiculairement au plancher, non seulement le lavage de la cavité ne pourrait se faire, mais encore la colonne de liquide pourrait pénétrer dans le sinus frontal et déterminer une céphalalgie, sans gravité il est vrai, mais qui aurait pour effet de décourager le malade.

Il est préférable pendant le passage de la douche que le patient s'abstienne de tout mouvement de déglutition pour éviter l'introduction dans l'oreille moyenne de quelques gouttes d'eau qui pourraient être le point de départ d'une otite aiguë.

La respiration se fera par la bouche.

Si toutes ces conditions sont réunies vous aurez sans accidents un lavage complet des fosses nasales antérieures et postérieures, la colonne d'eau entrant par une narine et ressortant par l'autre.

La douche sera renouvelée matin et soir.

Si vous constatez une amygdalite vous retirerez de bons résultats du gargarisme suivant :

Eau 300 gr.
Bromure de potassium 15 gr.

2 cuillerées à bouche dans 1/2 verre d'eau de guimauve chaude.

La pharyngite supérieure aussi bien pour être reconnue que pour être traitée, réclame une compétence un peu spéciale.

Vous ne la découvrirez qu'avec l'aide de la rhinoscopie postérieure. La muqueuse pharyngienne est rouge, tuméfiée, et souvent recouverte d'un mucus grisâtre, brillant, vernissé.

Elle cède aux cautérisations pratiquées avec une solution de nitrate d'argent à 1 gr. pour 20. Ces cautérisations nécessitent l'emploi d'un pinceau dont le manche doit avoir la courbure nécessaire pour pénétrer derrière le voile du palais, et arriver jusqu'à la voûte du pharynx.

S'il existe des accidents spécifiques secondaires, instituez immédiatement le traitement général et traitez les accidents locaux avec les cautérisations de nitrate d'argent.

La cause reconnue et soumise à une thérapeutique appropriée, vous devez vous occuper de combattre les effets qu'elle a provoqués.

Le traitement à appliquer varie suivant les lésions.

Dans les cas d'hypérémie simple, le catéthérisme de la trompe suffira pour amener en quelques jours la guérison complète. Ne vous laissez pas décourager si vos premiers essais restent infructueux, et si malgré tous vos efforts vous n'arrivez pas du premier coup à désobstruer la trompe. C'est une question de temps et de patience.

Dans les cas d'exsudat le mode opératoire est un peu plus compliqué.

Il est indispensable de ne pas le laisser séjourner dans la caisse, à cause de sa tendance à s'organiser. Pour l'expulser, le procédé le plus expéditif est la paracentèse de la membrane du tympan aidée du catéthérisme.

En voici la technique :

L'oreille est préalablement asepsiée au moyen d'une injection boriquée, et la membrane insensibilisée avec la cocaïne. Le malade est assis, la tête maintenue par un aide, pour empêcher tout mouvement.

On place dans l'oreille à opérer un spéculum très large d'ouverture et à embout très court.

Pour avoir ses deux mains libres, l'opérateur s'éclaire avec le miroir frontal.

De la main gauche il maintient le spéculum en place, et de la main droite il saisit une aiguille à paracentèse.

Il la pousse jusqu'à la membrane du tympan, qu'il perfore.

La section doit être horizontale, large, et pratiquée à la partie la plus déclive.

Immédiatement après l'incision, il faut faire pencher la tête du malade du côté opéré, et rejeter au dehors au moyen de la douche d'air, les mucosités contenues dans la caisse. Elles sortent par le conduit sous forme de quelques gouttes d'un liquide muqueux, semblable comme coloration au liquide de l'ascite.

Il est nécessaire de renouveler le catéthérisme aussi longtemps que vous ne percevez pas à l'auto-stéthoscope le bruit vésiculaire normal ; soit que la caisse ne soit pas totalement débarrassée, soit que la trompe n'ait pas récupéré sa perméabilité physiologique.

Dans certains cas l'épaississement du mucus est tel que vous éprouvez une difficulté réelle à le chasser au dehors.

On a proposé divers procédés pour le rendre plus fluide : Entre autres, l'introduction dans la caisse d'une solution de bicarbonate de soude.

Je ne suis pas partisan des lavages de la caisse pour ce cas particulier ; car on peut amener une véritable otite moyenne suppurée.

Je préfère pratiquer sur la membrane une double incision à angle aigü, qui permet toujours au liquide de s'écouler quelle qu'en soit la consistance.

Vous devez vous efforcer de mettre autant que possible les malades prédisposés, à l'abri des récidives toujours possibles et toujours à craindre :

Chez les enfants, j'appellerai plus particulièrement votre attention sur la nécessité de pratiquer à chaque atteinte d'otite catarrhale, l'examen rhinoscopique postérieur, quand bien même, vous auriez déjà procédé chez eux à l'ablation de tumeurs adénoïdes primitivement constatées.

On a dit que ces végétations ne repoussaient pas ; c'est une erreur. Les cas de récidive sont fréquents, et de plus il suffit souvent d'un très petit noyau de tissu adénoïde passé inaperçu et non enlevé, pour provoquer des accidents auriculaires analogues à ceux qu'on observe lorsque la voûte toute entière du pharynx est envahie.

N'hésitez pas dans ces cas à faire un raclage minutieux ; c'est le seul moyen d'arriver à une cure définitive.

Les enfants lymphatiques, sujets aux affections catarrhales des premières voies respiratoires, retireront de bons effets d'un séjour prolongé au bord de la mer, et dans les stations balnéaires sulfureuses ou arsénicales.

L'hydrothérapie, les affusions froides, les exercices musculaires, sont aussi de puissants modificateurs de l'état général, et par contre-coup de l'état local qui nous occupe.

Si les amygdales sont hypertrophiées pratiquez-en l'ablation, ou la cautérisation au galvano-cautère.

Vous devez soumettre les malades adultes à une hygiène appropriée.

Chez beaucoup d'entre eux, l'otite catarrhale aiguë est occasionnée ou entretenue soit par l'abus, voire par l'usage du tabac à fumer.

Votre premier soin doit être de le proscrire d'une façon absolue.

En un mot, messieurs, et pour ne pas m'exposer à des redites continuelles, poursuivez par tous les moyens thérapeutiques et hygiéniques qui sont en votre pouvoir, les causes pharyngiennes de cette forme d'otite.

Efforcez-vous surtout d'en prévenir les récidives, et vous aurez rendu à vos malades un service signalé, en écartant d'eux le danger toujours imminent d'une otite chronique qui les conduirait fatalement à une surdité trop souvent irrémédiable.

OTITE MOYENNE CHRONIQUE

En aborbant l'étude de l'otite moyenne chronique je ne dois pas vous dissimuler que l'ère des difficultés commence.

Le diagnostic est parfois hérissé de difficultés presqu'insurmontables à cause de la diversité des lésions, et une fois établi, il ne sert dans bien des cas qu'à nous faire constater notre impuissance thérapeutique.

La raison en est simple. On a réuni sous la dénomination d'otite chronique un ensemble d'altérations anatomopathologiques qui peuvent exercer leurs ravages sur tous les organes renfermés dans l'oreille moyenne.

Or la caisse, en raison même de sa conformation et de ses rapports, est d'une exploration peu commode, les organes qu'elle contient sont nombreux, et le plus souvent les altérations que vous constaterez sur la membrane du tympan ne seront pas proportionnées à l'intensité des phénomènes subjectifs.

Ce sont là, vous le voyez, des causes suffisantes pour faire de l'étude de l'otite chronique un des chapitres le plus malaisé de la pathologie auriculaire.

Si un jour le perfectionnement de notre outillage nous permettait l'exploration de la caisse à travers la membrane du typan, notre tâche serait singulièrement simplifiée.

Nous aurions au moins la satisfaction de déterminer exactement la nature des divers processus morbides et leur localisation.

Je sais bien qu'en l'espèce cette satisfaction serait en bien des cas purement platonique, et que même devant un diagnostic rigoureusement établi, nous n'en serions pas moins réduits trop souvent à l'impuissance.

N'allez cependant pas en conclure que nous sommes absolument désarmés.

Vous verrez dans la suite que si nos agents thérapeutiques échouent dans des proportions peu flatteuses pour notre amour propre, il est néanmoins quelques exceptions ou nos tentatives sont couronnées de succès.

Je dois ajouter que la plupart de nos échecs thérapeutiques doivent être imputables à l'indifférence des malades, qui se décident à nous demander des soins, lorsque l'état de leurs oreilles nous laisse peu de chances de justifier par une guérison leur confiance tardive.

Remarquez, messieurs, que je me suis bien gardé de vous dire *tous nos échecs thérapeutiques*. Il est en effet des cas véritablement décevants, où, consultés par les malades dès le début de leur affection auriculaire, nous sommes obligés d'assister en spectateur impuissant à l'affaiblissement progressif de leur acuité auditive, sans qu'il nous soit possible d'arrêter le mal dans sa marche envahissante.

J'ai vu des malades atteints de cette forme d'otite chronique sèche appelée sclérose, devenir rapidement durs d'oreille, et j'assistai à une diminution pour ainsi dire journalière de l'acuité auditive, malgré mes essais curatifs.

Cliniquement il existe deux formes distinctes d'otite chronique :

1° La première que nous appelons la forme humide ou sécrétante en raison de son étiologie, c'est celle qui survient à la suite des otites catarrhales aiguës à répétition, dont je vous ai entretenus dans notre précédente leçon, et qui fera le sujet de notre conférence actuelle.

2° La seconde forme, dite sèche, et que nous étudierons plus tard.

Elles ont évidemment toutes les deux la même issue fatale, c'est-à-dire une surdité plus ou moins accusée, elles ont même plus d'une ressemblance anatomo-pathologique, mais elles diffèrent dans leur marche, dans leur cause, et même en tant que gravité dans leur terminaison.

Aussi pour les distinguer nous réservons le nom d'otite chronique à la première, et nous dénommons sclérose la seconde.

Anatomie pathologique. — La diversité des lésions anatomo-pathologiques, l'impossibilité de les constater *de visu*, en raison de leur situation dans une cavité inaccessible à nos regards (la caisse du tympan) en font, comme je vous l'ai dit, une des maladies de l'oreille dont les altérations sont des plus difficiles à préciser.

Si on envisage les choses dans leur ensemble, le diagnostic d'otite chronique est toujours facile à faire : les antécédents, l'inspection de la membrane du tympan, l'épreuve du diapaosn, les résultats fournis par le spéculum de seigle, etc., procurent des éléments suffisants pour permettre d'affirmer une affection chronique et qui a intéressé partie ou totalité des organes contenus dans la caisse.

Mais lorsqu'il s'agira de localiser le diagnostic si je puis m'exprimer ainsi, c'est-à-dire de préciser mathématiquement non seulement l'organe atteint, mais encore le genre de lésions, on est réduit dans bien des cas, à des hypothèses plausibles il est vrai, mais qui n'ont jamais la valeur d'un fait constaté.

Une des raisons de cette difficulté de diagnostic différentiel, réside dans l'impossibilité où nous sommes, de controler par l'autopsie, la cause des phénomènes que la clinique nous permet d'observer.

Ce n'est qu'après de nombreuses nécropsies répétées presque quotidiennement pendant des siècles, que le jour a pu se faire sur l'anatomie pathologique de nos organes inaccessibles à l'œil.

Songez combien les localisations des lésions pulmonaires, cardiaques, cérébrales, abdominales, etc., sont de date récente. Et cependant leur étude a été de tout temps l'objet de l'attention de nos prédécesseurs, qui pouvaient controler sur le cadavre, les observations faites sur le vivant.

Or on ne meurt pas d'otite chronique, et si une affection intercurrente, amène un dénouement fatal, personne ne songe, et pour cause à examiner l'organe de l'ouïe.

Morgagni, Schwartze, Voltolini, Wendt, Toynbee, Weber-Leil, Troelsh, Politzer, etc., ont pu pratiquer un certainnombre de nécropsies de gens atteints d'otite chronique et ayant succombé à une maladie accidentelle.

Voici qu'elles ont été les lésions constatées :

1° Soudure des osselets : l'ankylose existant soit entre l'enclume et le marteau, soit entre le marteau et l'étrier, soit entre l'étrier et la fenêtre ovale ;

2° Contracture du tenseur du tympan ;

3° Adhérences entre les osselets et la caisse ;

4° Adhérences entre la membrane du tympan et la caisse ;

5° Épaississement de la muqueuse de la caisse.

Dans certains cas observés par Toynbée, Troelsh, Politzer, cet épaississement avait atteint de telles proportions, qu'il semblait que la caisse elle-même n'existât plus. Elle avait été remplacée par un véritable bourrelet muqueux.

6° Existence dans l'oreille moyenne de nombreux ligaments la parcourant en tous sens et quelquefois entrecroisés; ils constituaient de véritables adhérences entre les osselets, la membrane du tympan et la caisse, (Toynbée).

7° Transformation en tissu conjonctif de la muqueuse de la caisse, avec formation de sels calcaires au niveau des articulations de la chaîne des osselets.

Dans un cas observé par Politzer, l'articulation stapédio-vestibulaire était littéralement emprisonnée par des sels calcaires qui faisaient comme un manchon solide placé autour de l'articulation, et en empêchaient tous les mouvements.

8° Transformation fibreuse de toute la caisse;

9° Transformation fibreuse limitée aux fenêtres;

10° Dégénérescence calcaire des fenêtres.

Dans un cas de Schwartze cette dégénérescence était limitée à la fenêtre ronde; elle coïncidait avec une intégrité à peu près complète des autres organes contenus dans l'oreille moyenne.

11° Anomalies de tension de la membrane;

12° Relâchement de la membrane;

13° Excès de tension de la membrane.

Vous voyez, messieurs, combien est grande la variété des lésions observées. Avant de passer en revue les divers symptômes objectifs et subjectifs qu'elles provoquent séparément, nous allons, si vous le voulez bien, étudier les phénomènes d'ensemble auxquels elles donnent lieu.

Diagnostic. — Lorsqu'un malade se présente à vous se plaignant d'une diminution notable et déjà ancienne de l'acuité auditive, de bourdonnements qu'il compare à un jet de vapeurs, au bruit que fait un bec de gaz trop ouvert, à une cascade, etc., et que l'examen du conduit auditif externe, de la membrane du tympan, et de la trompe d'Eustache ne vous a pas permis de trouver la cause soit de la surdité, soit des bourdonnements, vous devez de suite penser à une otite chronique possible et diriger vos investigations de ce côté.

C'est à dessein que dans l'énumération des organes que vous pouvez trouver normaux, j'ai ajouté la membrane du tympan.

Il faut en effet bien vous convaincre que souvent vous trouverez l'aspect de la membrane en complet désaccord avec l'intensité de la surdité.

Dans certains cas elle sera normale et le malade sera très sourd.

Dans d'autres elle vous apparaîtra notablement épaissie et le malade entendra bien.

Comment expliquer cette anomalie apparente ? On serait tenté de croire que son intégrité ne joue qu'un rôle secondaire dans l'action physiologique de l'audition ; plus vous avancerez dans l'étude des maladies de l'oreille, plus vous vous convaincrez qu'en effet on doit réléguer au second plan les signes que fournit son examen, pour le diagnostic et le pronostic des altérations de l'oreille moyenne.

Il est certain que si les lésions sont limitées à elle seule, et coïncident avec une intégrité absolue de la chaîne des osselets et des fenêtres, l'audition se fait presque normalement au moins pour la voix articulée, la seule chose importante en l'espèce.

Les malades étant en général assez indifférents à la perception des petits bruits pourvu que leur audition n'entrave en rien les exigences de la vie sociale.

D'un autre côté des lésions très graves de la caisse laissent parfois la membrane du tympan à peu près intacte.

Quelquefois elle participe aux processus inflammatoires et apporte par les signes qu'elle fournit son contingent d'indications nécessaires à un diagnostic précis.

Mais les exceptions sont nombreuses, très nombreuses même, et j'estime qu'il était indispensable d'attirer votre attention sur ce fait.

C'est donc en dehors de son examen que vous devez rechercher les éléments du diagnostic.

Passons en revue les phénomènes que provoque chacune des altérations que je vous ai énumérées. C'est je crois le meilleur moyen de vous rendre compréhensible cette étude si complexe et si difficile.

Soudure des osselets. — La soudure de l'enclume et du marteau est très rare et très difficile à reconnaître sur le vivant; elle ne donne pas lieu à des phénomènes suffisamment caractéristiques, pour permettre de la diagnostiquer.

Politzer en a publié une très intéressante et très instructive observation dont voici le résumé :

Une jeune femme de 32 ans complètement sourde du côté droit depuis plusieurs années, mourut d'un abcès du cervelet consécutif à une carie du rocher gauche.

L'examen pratiqué sur le vivant avait montré une membrane du tympan concave, et tout à fait opaque. Sur le cadavre il constata une soudure de toute la surface interne de la membrane du tympan avec la paroi interne de la caisse au moyen de tractus fibreux.

Elle avait quadruplé d'épaisseur.

L'articulation du marteau et de l'enclume était ankylosée par transformation directe du tissu cartilagineux articulaire en tissu osseux.

La soudure de l'enclume et de l'étrier est encore plus rare, elle ne se traduit par aucun signe appréciable capable de la faire reconnaître. Aussi je ne vous la cite que comme lésion anatomo-pathologique possible, sans y insister davantage.

Il n'en est pas de même de la soudure de l'étrier dans la fenêtre ovale.

Celle-ci en raison des symptômes qu'elle provoque, des bruits subjectifs parfois intolérables, de la surdité considérable qu'elle occasionne mérite une description détaillée; d'autant qu'on peut la considérer comme une des graves affections de l'appareil auditif, en se plaçant surtout au point de vue du bon fonctionnement de l'organe.

Dans l'étude de l'ankylose de l'étrier avec la fenêtre ovale nous avons à considérer :

1° La lésion anatomo-pathologique;

2° Les phénomènes auxquels elle donne lieu ;

3° Les moyens de la reconnaître ;

4° Ceux de la combattre.

Bien étudiée au point de vue anatomo-pathologique par Toynbée, Trœlsh, Voltolini, Buck, Weber-Liel, Wendt et Politzer, sa thérapeutique a été l'objet de tentatives intéressantes faites par MM. les Drs Kessel, Urbantschisch, Politzer, Boucheron, et reprise plus tard par MM. Miot et Moure de Bordeaux.

Elle peut exister seule ou coïncider exceptionnellement avec d'autres altérations de la caisse. Elle peut-être aussi bien le résultat d'une otite chronique sèche, que celui d'une otite moyenne chronique suppurée, avec perte partielle de la membrane du tympan.

Toynbée, Trœlsh, Voltolini, ont constaté une dégénérescence calcaire du ligament annulaire de l'étrier; Wendt a trouvé une dégénérescence cartilagineuse du bord de la fenêtre ovale, ayant englobé comme dans un manchon, la platine de l'étrier, et un véritable manchon osseux de formation nouvelle sur le pourtour de la fenêtre ovale et sur la face interne de la platine de l'étrier. Buck a constaté au pourtour de l'articulation stapédio-vestibulaire un amas de sels calcaires, emprisonnant l'articulation et empêchant tous ses mouvements.

Toynbée a pu faire l'autopsie de 136 malades atteints d'altérations de la chaîne des osselets.

Chez quelques-uns il a trouvé seulement de la rigidité des ligaments capsulaires de l'articulation stapédio-vestibulaire. C'est d'après lui une des premières et des plus guérissables périodes de l'ankylose.

Dans 49 cas il a constaté une simple expansion des surfaces articulaires, la structure osseuse restant normale.

Cette altération se distingue de l'ankylose membraneuse par une solidité plus grande, et par une tuméfaction de l'une ou l'autre des surfaces articulaires, généralement de la surface stapédiale.

La totalité de la base de l'étrier était quelquefois hypertrophiée, et présentait une blancheur calcaire.

Les bords étaient tuméfiés, et serrés dans la fenêtre ovale avec une telle solidité que les tentatives d'extraction amenaient la fracture des branches de l'osselet sans que le corps fut déplacé. 25 fois il existait une expansion considérable de la base de l'étrier avec projection de tissu osseux de nouvelle formation au-delà des limites naturelles de l'osselet, de manière à unir l'étrier avec les parties adjacentes de la fenêtre ovale.

Dans 21 cas, la base de l'étrier avait subi peu ou point d'altérations; mais une substance osseuse s'était projetée à la circonférence, déterminant une ankylose partielle ou totale de la base de la fenêtre ovale.

Enfin dans les 12 dernières autopsies, il y avait expansion de la surface vestibulaire de l'articulation, avec effusion de tissu osseux, autour de la fenêtre ovale, l'étrier demeurant parfaitement sain.

Les phénomènes que fait naître l'ankylose de l'articulation stapédio vestibulaire varient d'intensité suivant que l'ankylose est complète ou que quelques mouvements sont encore possibles.

Dans le premier cas, la surdité est totale, par un mécanisme facile à comprendre.

Vous savez comment physiologiquement s'opère la transmission des ondes sonores à travers l'organe de l'ouïe.

Dès qu'elles ont pénétré dans le conduit auditif externe, la membrane du tympan, sous leur influence, entre en vibrations ; vibrations qu'elle communique à son tour à la chaîne des osselets qui les transmet de son côté à l'oreille interne où les rameaux du nerf auditif les font parvenir au point d'émergence du nerf lui-même, qui est le 4e ventricule. Vous concevez qu'une des fonctions indispensables à la transmission, incombe à l'articulation stapédio-vestibulaire.

En effet quel que soit le degré d'épaississement de la membrane du tympan, en supposant même une ankylose concomitante de l'enclume et du marteau, ou une soudure de ces deux osselets avec la membrane, la transmission au moins pour les sons très aigus, peut encore s'opérer, si l'articulation stapédio-vestibulaire est intacte.

Mais si elle est atteinte, l'interruption est totale et la surdité complète.

Là ne s'arrêtent pas les conséquences de cette variété d'ankylose, je dirai plus, la surdité n'est pas l'affection prépondérante.

Bon nombre de malades semblent se résigner à rester sourds, mais ils demandent avec instance un soulagement à l'intolérable supplice que leur infligent les bourdonnements.

Toute compression exercée sur le liquide de l'oreille interne amène fatalement des bruits subjectifs intenses et quelquefois mêmes des vertiges.

Leur timbre caractéristique est un puissant adjuvant au diagnostic.

Je vous ai énuméré les comparaisons dont se servent les malades pour donner au médecin une idée des bruits qui les tourmentent.

Le mot *djiii* en rend assez bien le timbre.

Leur présence est un signe pathognomonique d'une compression par l'étrier et la fenêtre ovale du liquide labyrinthique.

On peut les produire à volonté en exerçant au moyen d'un stylet mousse, une compression sur l'étrier, dans les cas assez fréquents où cet osselet subsiste seul, les autres parties de l'appareil transmetteur ayant été détruites et entraînées au-dehors par une suppuration prolongée.

Pour obtenir ce résultat il faut une pression continue, légère, et sans secousses, une compresssion brusque a pour effet immédiat de déterminer indépendamment des bruits, un vertige qui peut aller jusqu'à la syncope.

Ne croyez pas cependant que ces bourdonnements soient un signe pathognomonique de l'ankylose stapédio-vestibulaire, ils sont plutôt un symptôme de compression labyrynthique, et cette compression peut être produite par d'autres causes.

Contracture. — On la rencontre notamment dans les contractures du muscle tenseur du tympan, et le mécanisme qui la provoque est facile à saisir.

Le tenseur du tympan attirant en dedans la membrane, et par contre-coup la chaîne des osselets, une contracture de ce muscle a pour effet d'enfoncer, et de laisser aussi longtemps qu'elle dure, la platine de l'étrier dans la fenêtre ovale. L'appareil transmetteur se trouvant dans des conditions identiques aux précédentes, les mêmes phénomènes se reproduisent.

Weber-Leil a publié dans les archives de Wirchow une statistique intéressante qui sort un peu du sujet qui nous occupe mais que je crois néanmoins utile de vous communiquer.

Sur 38 autopsies de sujets atteints pendant leur vie de surdité et de bourdonnements, la mensuration du tenseur faite à la loupe a donné les résultats suivants :

La longueur normale du tendon étant de 2^{mm} à 2^{mm}1/2, 23 fois il ne mesurait que 1^{mm}1/4 à 1^{mm}1/2.

Dans 6 cas il était tellement raccourci, que la chaîne des osselets étant complètement déplacée, le marteau était appliqué sur la paroi du labyrinthe.

Cette altération coïncidait généralement avec l'épaississement fibreux de la membrane, des collections liquides dans la caisse, des soudures en divers points de la chaîne, et l'obstruction des fenêtres.

19 fois il y avait dégénérescence graisseuse du tendon.

Vous voyez que ces deux affections, ankylose stapédio-vestibulaire et contracture du tendon donnent lieu aux mêmes symptômes. Il faut donc rechercher les éléments d'un diagnostic différentiel, car vous concevez *à priori*, combien en l'espèce l'intervention thérapeutique doit être différente suivant l'un ou l'autre cas.

La contracture du tensor n'est pas toujours une des conséquences de l'otite chronique. On la rencontre aussi chez certains hystériques dont l'appareil de transmission a conservé son intégrité normale.

Diagnostic différentiel. — Les éléments de votre diagnostic différentiel, vous devez les rechercher non pas tant dans les signes que peut vous fournir l'examen direct que dans les commémoratifs.

La surdité et les bourdonnements que provoquent l'ankylose ont une marche essentiellement lente et progressive.

Tandis que dans la contracture du tenseur ces symptômes sont subits.

De plus, si la contracture est d'origine hystérique, surdité et bourdonnements coïncident avec un aspect normal des organes que l'examen direct permet d'apercevoir.

Si au contraire elle est la conséquence d'une otite chronique, la membrane sera parfois intéressée.

Enfin, je vous prie de retenir ce fait, parce qu'il ne constitue pas seulement un signe différentiel de l'ankylose et de la contracture, mais aussi un symptôme presque pathognomonique de la première de ces affections ; *Les ankylosés entendent mieux et sentent leurs bourdonnements diminuer, lorsqu'ils voyagent en chemin de fer ou en voiture, et surtout lorsqu'ils sont cahotés par une voiture mal suspendue sur un pavage irrégulier.*

Il est probable, que sous l'influence de la trépidation, où des secousses imprimées, la chaîne subit quelques mouvements qui ont pour effet de déplacer l'étrier. Ce déplacement a pour conséquence immédiate de faire cesser momentanément la compression du liquide de Cotugno, et de permettre la transmission des ondes sonores.

Il va de soi que cette amélioration accidentelle ne se produit que dans les cas d'ankylose fibreuse, ou incomplète. Si elle est osseuse ou crétacée, vous concevez que les secousses, si énergiques soient-elles, sont impuissantes à imprimer à l'articulation un mouvement quelconque.

Dans les cas où la contracture, ou la dégénérescense du muscle tenseur ont été provoquées par une otite moyenne chronique le diagnostic différentiel a une importance moindre. Elles ne constituent plus alors une lésion unique ; comme dans les observations de Weber-Leil elles sont accompagnées de lésions articulaires qui rendent tout espoir de guérison à peu près impossible.

Le spéculum de seigle fournit des indications précieuses qu'il ne faut pas négliger.

Il permet de faire le vide dans le conduit auditif externe et d'attirer par conséquent au moyen d'un mécanisme analogue à celui des pompes aspirantes, la membrane du tympan en dehors.

Si la chaîne est ankylosée, tout le segment de membrane auquel elle est adossée reste en place, alors que le reste de sa circonférence se bombe en une convexité externe très manifeste.

Si la contracture du tensor tympani existe seule, la chaîne se déplace ainsi que tout le segment postérieur de la membrane, pendant que le segment antéro-postérieur reste immobile. C'est là vous vous en souvenez, au niveau du col du marteau, que le tenseur s'insère.

Vous avez alors une convexité inférieure, la partie supérieure de la membrane restant plane.

Il est de toute nécessité de pratiquer le cathétérisme des trompes. En cas d'obstruction la caisse vide ne fait plus contre-poids à la pression atmosphérique qui tend à appliquer la membrane du tympan contre la paroi interne de la caisse ; L'étrier se trouve dans ces conditions enfoncé plus ou moins profondément dans la fenêtre ovale, et cette situation momentanée peut être la cause d'une erreur de diagnostic.

Il est incontestable que grâce aux commémoratifs, vous

ne pouvez pas tomber dans l'erreur grossière de confondre les symptômes de l'obstruction de la trompe d'Eustache avec ceux de l'ankylose ou de la contracture ; mais il n'en est pas moins vrai que sans le catéthérisme votre examen serait incomplet.

Le spéculum de seigle permet aussi de différencier l'ankylose membraneuse d'avec l'ankylose osseuse et l'ankylose calcaire, à condition toutefois, que le tissu fibreux n'ait pas atteint une consistance ou un développement suffisants pour immobiliser complètement l'articulation.

Le diagnostic différentiel entre l'ankylose osseuse et l'ankylose membraneuse est d'une importance capitale au point de vue du pronostic. Si nous sommes impuissants à atténuer les effets de la première, nous possédons quelques procédés thérapeutiques souverains pour guérir la seconde.

Il est des cas où une hésitation est permise entre l'existence d'une ankylose stapédio-vestitulaire et celle d'une affection possible de l'oreille interne. Lorsque par exemple la platine de l'étrier est fortement enfoncée dans la fenêtre ovale, et que la compression, indépendamment des bourdonnements classiques, provoque des étourdissements ou des vertiges.

L'emploi du diapason sera alors d'une réelle utilité, surtout si une seule oreille est prise, l'autre ayant conservé ses aptitudes physiologiques.

Rappelez-vous : *que dans toutes les altérations de l'appareil transmetteur, le diapason est mieux entendu du côté malade ; et que le contraire a lieu pour les affections labyrinthiques, à moins qu'elles ne soient compliquées d'altérations concomitantes de l'appareil transmetteur.*

Traitement. — Jusqu'à ces dernières années, le catéthérisme de la trompe d'Eustache, longtemps considéré comme la panacée souveraine des affections auriculaires, constituait le seul traitement de l'ankylose de la chaîne des osselets.

Il y a trois ans un auriste très distingué de Bruxelles, M. le Dr Delstanche a inventé un instrument ingénieux, auquel il a donné le nom de masseur du tympan et qui rend de grands services dans les cas d'ankylose fibreuse.

C'est une pompe aspirante et foulante, à laquelle est adapté un tube en caoutchouc, terminé par un embout auriculaire bouchant hermétiquement le conduit auditif externe.

Il a le grand avantage d'être d'un maniement si facile qu'on peut le mettre sans inconvénient entre les mains des malades.

Il est muni d'un régulateur qui permet de modérer à volonté les effets de l'aspiration, évitant ainsi une rupture possible de la membrane du tympan.

Le médecin doit se rendre compte du degré d'aspiration nécessaire pour déplacer suffisamment la membrane, et après avoir tourné le pas de vis adapté au corps de pompe, il fixe le cran d'arrêt.

Le malade n'a plus qu'à pratiquer journellement, le nombre d'aspirations nécessaires, 15 à 20 en général. Après quelques jours, il faut augmenter la puissance aspiratrice et arriver progressivement à supprimer le cran d'arrêt, de façon à arriver au numéro 15 qui est le maximum.

En quelques semaines on diminue l'intensité des bourdonnements et on augmente l'acuité auditive.

Mobilisation de l'étrier. — Depuis quelques années des tentatives chirurgicales ont été faites pour guérir les ankyloses stapédio-vestibulaires.

Je veux parler de la mobilisation de l'étrier.

Kessel l'avait pratiqué le premier avec quelques succès. Il avait eu la bonne fortune de rencontrer des ankyloses fibreuses.

Ceux qui l'ont suivi dans cette voie, ont eu comme vous l'allez voir, des fortunes diverses. Et d'abord qu'entend-on par mobilisation de l'étrier ?

Son nom l'indique.

La mobilisation de l'étrier est un procédé opératoire, qui consiste, à aller introduire dans la caisse, au niveau de la fenêtre ovale, une palette rigide capable d'imprimer des mouvements à cet osselet.

Je ne vous dissimule pas que mon intention est de faire le procès de cette opération dont les bons effets sont loin d'être démontrés, avec cette restriction toutefois, que dans les ankyloses stapédio-vestibulaires, suite d'une suppuration prolongée, si elle ne donne pas de résultats durables, elle peut du moins être tentée sans danger.

Lorsque je vous ai énuméré les lésions anatomo-pathologiques de l'otite chronique, je vous ai dit que Toynbée dans certains cas d'ankylose calcaire, avait tenté sur le cadavre la mobilisation de l'étrier, et n'avait obtenu que la fracture de ses branches.

Politzer dont la compétence n'est pas discutable s'exprime ainsi :

« La mobilisation de l'étrier, ainsi que son extraction, dans les affections adhésives survenant sans suppuration de la caisse, n'ont aucune valeur réelle, tant qu'on ne réussira pas à maintenir béante l'ouverture artificielle de la membrane du tympan. Même alors que ce problème serait résolu, le résultat de ce mode opératoire me paraît bien douteux, d'après les expériences que j'ai faites sur le cadavre.

Sur un grand nombre d'oreilles *normales*, où la membrane, le marteau, et l'enclume avaient été enlevées, et le tendon de l'étrier coupé, je n'ai réussi en prenant toutes les précautions *à extraire l'étrier que sur un tiers à peine des préparations*. Dans les deux autres tiers *les branches de l'étrier se brisaient*, sans que sa base fût enlevée de la fenêtre ovale ».

Remarquez, messieurs, que Politzer expérimentait sur des oreilles normales, et cependant il n'a réussi à déplacer la base de l'étrier que dans le 1/3 des cas.

Je vous laisserai le soin de tirer les conclusions d'une statistique opératoire faite sur le vivant, et que je vais vous soumettre dans un instant.

Je continue à citer Politzer.

« Les essais furent complètement sans résultat sur cinq préparations, où il y avait ankylose de l'étrier.

Sur trois d'entre elles, il y avait ankylose des branches de l'étrier, dans les deux autres, ankylose de la base elle-même.

Dans les tentatives faites avec le plus de soins, pour séparer les parties adhérentes des branches de l'étrier de la paroi de la niche ; *les branches se rompirent*, et là où il y avait ankylose de la base elle-même, il y eût également rupture des deux branches, malgré le peu de force employée pour tenter l'extraction.

Je regarde d'ailleurs comme inexécutable, la séparation complète de la base ankylosée d'avec les bords de la fenêtre ovale, parce que celle-ci est placée obliquement, et cachée en partie ; de sorte qu'il est impossible de voir le champ entier de l'opération.

Or cette opération pratiquée à l'aveuglette, ferait tomber des morceaux de la base de l'étrier brisé, dans le vestibule, où ils produiraient facilement une inflammation purulente du labyrinthe, avec destruction du nerf acoustique ; et peut-être aussi une extension de l'inflammation vers les méninges par le conduit auditif interne ».

Laissons même de côté si vous le voulez bien cette dernière hypothèse qui peut ne pas se produire.

La mobilisation n'en reste pas moins une opération qu'il ne faut pratiquer qu'avec une circonspection extrême et en s'attendant à des échecs thérapeutiques nombreux.

M. Gellé, dans son *Traité des maladies de l'oreille*, paraît avoir résolu la question de l'opportunité opératoire, en la conseillant seulement dans les cas où l'organe de l'ouïe est absolument perdu. Il fonde son opinion sur ce fait que dans quelques-uns de ces cas, l'étrier peut être simplement immobilisé sans être soudé.

M. le Dr Boucheron, fit en 1888 de nouvelles tentatives et déclara avoir obtenu de nombreuses guérisons en appliquant la mobilisation au traitement d'une forme de surdité qu'il a appelé otopiesis.

M. le Dr Miot, au congrès d'otologie de 1889 présenta les résultats de sa statistique opératoire.

Voici la technique qu'il indique, je copie textuellement :

Comptes-rendus du congrès international de laryngologie et d'otologie, tenu à Paris du 16 au 19 septembre 1889.

Après avoir pris des précautions antiseptiques suffisantes, on procède à l'opération qui est composée de 2 temps.

Le premier consiste à pratiquer une large ouverture à la membrane tympanique.

Le second, à introduire à travers l'ouverture, les instruments nécessaires pour mobiliser l'étrier.

1er *temps*. — Une ponction est pratiquée à la partie moyenne de la moitié postérieure du tympan, puis l'ouverture est imbibée avec une solution de cocaïne à 1/10. Trois ou quatre minutes après, on prolonge par en haut et par en bas l'incision, le long et tout près du cadre osseux, jusqu'à ce qu'elle comprenne la moitié postérieure de la membrane environ.

On touche les lèvres de la plaie avec une solution de cocaïne à 1/10 et de bichlorure d'hydrargire à 1/1000, puis on rabat le lambeau sur les parties antérieures du tympan, afin d'avoir un champ visuel aussi grand que possible.

2e *temps*. — On introduit la palette dans la caisse, jusqu'à ce qu'elle ait été placée sous l'articulation incudo-stapédale, parallèlement aux branches de l'étrier. Puis on assujettit la tige de l'instrument contre le spéculum, de manière à pouvoir faire levier, et à graduer les efforts d'une main sûre. Les pressions doivent être faites doucement et répétées à plusieurs reprises si l'étrier ne devient pas mobile.

Quand cet osselet reste immobile après plusieurs pressions, il faut retirer l'instrument pour l'appliquer contre le bord antérieur de la grande branche de l'enclume, immédiatement au-dessus de l'articulation incudo-stapédale, afin que la palette ne puisse pas s'arc-bouter contre la branche antéro-supérieure de l'étrier.

Si la corde du tympan gênait l'introduction de l'instrument, on la soulèverait pour placer celui-ci d'une manière convenable.

La palette en place, on exerce quelques pressions d'avant en arrière, et légèrement de dedans en dehors, de manière à faire ressortir un peu l'étrier de la fenêtre ovale, principalement dans ses parties antérieures ».

M. Miot indique ensuite les diverses manières suivant les cas.

Vous en trouverez la description, si la chose vous intéresse, à l'index bibliographique que je vous ai indiqué plus haut, il me tarde d'arriver à sa statistique.

Dans les cas de surdité consécutive à une otite moyenne purulente avec perforation persistante du tympan, M. Miot a eu 28 bons résultats sur 36 oreilles opérées. Les surdités avec tympan non ou à peine épaissi, paradoxales, avec diminution de perception crânienne à la montre, avec bourdonnements et étourdissements ont donné :

21 bons résultats sur 29 cas.

En résumé sur 126 oreilles opérées, M. Miot a obtenu 74 résultats favorables, et 4 fois seulement une otite moyenne suppurée. La statistique de M. Miot qui opérait sur le *vivant*, comparée à celle de Politzer qui opérait sur le *cadavre*, est si merveilleuse dans ses résultats, qu'on est en droit de se demander, si chez tous les opérés il y avait bien une indication opératoire formelle ; et s'il n'eût pas été possible d'obtenir une amélioration avec des moyens moins dangereux et moins compliqués. On peut se demander aussi si l'amélioration n'était pas due à la perforation seule de la membrane du tympan.

Tout récemment (1890) M. Moure a publié un très intéressant travail dans lequel il s'est attaché à déterminer la valeur thérapeutique de la mobilisation.

Dans les cas où l'ankylose est la résultante d'une otorrhée ancienne avec destruction de la membrane, il a obtenu d'excellents résultats; l'opération ne constituait alors qu'une manœuvre très simple et depuis longtemps pratiquée.

Mais dans les ankyloses consécutives aux otites chroniques, s'il a obtenu des résultats passagers (disparitions des bourdonnements, augmentation de l'acuité auditive) les choses n'ont pas tardé à revenir en l'état, et l'amélioration n'a pas été plus longue que celle qu'on obtenait jadis avec les injections irritantes dans la caisse.

En un mot, messieurs, la mobilisation de l'étrier est une opération qui peut avoir des conséquences graves, qui ne donne que des résultats passagers qu'on peut aussi bien obtenir avec des procédés moins compliqués, et moins dangereux pour les malades.

Aussi je vous engage, suivant en cela le précepte « *primo non nocere* » de vous abstenir jusqu'au jour où il sera amplement démontré que cette opération guérit radicalement, et peut être pratiquée sans occasionner de lésions, qui peuvent devenir plus graves que la maladie elle-même.

Faut-il en conclure que nous devons assister en spectateurs impassibles aux souffrances des malades sans essayer de leur apporter un soulagement ?

Certes non, nous sommes toujours en droit de faire des tentatives, ne devraient-elles donner qu'une amélioration de courte durée, pourvu qu'elles n'exposent pas les patients à de fâcheuses conséquences post-opératoires.

On retire quelquefois de bons résultats des injections irritantes poussées dans la caisse même.

Leur action ne se fait pas, il est vrai, longtemps sentir, mais c'est sans danger qu'on peut les renouveler :

« Leur technique opératoire est simple. Après avoir préalablement pratiqué le catéthérisme de la trompe, on introduit 7 à 8 gouttes d'une solution d'iodure de potassium au 1/15 dans le pavillon de la sonde, et avec une poire en caoutchouc, on pousse énergiquement le liquide jusque dans la caisse, en ayant soin de multiplier les insufflations, de façon à obtenir une vaporisation presque complète du liquide.

Ces injections, répétées 4 à 5 fois en quinze jours, sont en général suivies d'une diminution des bourdonnements, et d'une légère augmentation de l'acuité auditive.

Elles agissent probablement en amenant une régression partielle et momentanée des tissus de formation nouvelle par la réaction qu'elles déterminent.

C'est surtout dans le silence que les bourdonnements tourmentent le plus les malades.

Lorsque les moyens thérapeutiques ont échoué, on peut essayer d'un procédé qui n'est pas il est vrai rigoureusement scientifique, mais qui parfois donne aux malades des moments d'acalmie.

Il consiste à couvrir par un bruit plus fort celui que les bourdonnements déterminent.

Itard cite l'observation d'une malade que des bourdonnements, suite d'otite chronique, privaient de tout sommeil, et qui éprouvait un calme absolu dès qu'elle séjournait dans un moulin dont le tic-tac ne cessait jamais.

Je suis arrivé, à procurer une amélioration relative, à une vieille dame atteinte de bourdonnements compressifs qui avaient atteint une telle intensité, qu'elle avait à plusieurs reprises manifesté l'intention de se suicider, en faisant installer, dans la chambre où elle se tenait d'habitude, un jet d'eau qui retombait sur une plaque de tôle.

Le bruit qu'on obtenait ainsi couvrait pour ainsi dire celui de ses bourdonnements, qu'elle n'entendait presque plus.

Remarquez bien, messieurs, que je ne vous indique ces moyens extra-médicaux que comme pis-aller, bons, tout au plus à employer, alors que toutes les tentatives thérapeutiques ont échoué.

Ténotomie du tenseur. — Maintenant que nous en avons fini avec le traitement de l'ankylose, il me reste à vous indiquer celui de la contracture du tensor tympani.

Ici, messieurs, nous possédons les moyens d'obtenir une guérison radicale, grâce à un procédé opératoire appelé ténotomie du tensor tympani.

Vous vous rappelez les rapports anatomiques du tenseur, je n'ai donc pas à y revenir.

Pour pratiquer la section du tendon de ce muscle, vous devez au préalable asepsier le conduit auditif externe et la membrane du tympan.

Pour cela des injections boriquées tièdes à 4 0/0 sont suffisantes.

Après vous être convenablement éclairés, vous pratiquez avec un couteau à paracentèse une incision de 2 à 3 millimètres sur la membrane du tympan, au niveau de l'insertion du tenseur, c'est-à-dire un peu au dessous et en avant d'une ligne virtuelle qui passerait par le col du marteau.

Puis avec un ténotome à angle droit, vous pénétrez dans la caisse et vous pratiquez la section du tendon dont l'insertion se fait au-dessous de l'apophyse externe.

Il faut avoir soin de le sectionner en rasant le col du marteau, et de ne pas pénétrer dans l'espace compris entre le col du marteau et la branche verticale de l'enclume.

En pratiquant la ténotomie au niveau de l'insertion du tendon sur le col, vous avez moins de chance de blesser la corde du tympan.

Elle se trouve, comme vous vous le rappelez, entre la branche verticale de l'enclume qui est en dedans et le manche du marteau qui est en dehors, au niveau du col du marteau, un peu au-dessus de l'insertion du tensor.

Il est important, avant de sectionner, non seulement de s'assurer, en mettant le ténotome à plat, si on sent bien la résistance produite par le tenseur; mais encore de l'introduire au-dessous du col et non au-dessus.

Dès que la section est opérée, les soins consécutifs sont à peu près nuls. Contentez-vous de bourrer de gaze iodoformée le conduit auditif externe; en 24 ou 36 heures, toute trace en aura disparue.

Si vous vous êtes entourés des précautions antiseptiques classiques, vous n'avez aucune conséquence à redouter.

La surdité s'améliore immédiatement dans des proportions notables, et les bruits subjectifs provoqués par le compression du liquide labyrinthique disparaissent; la cause de la compression étant elle-même supprimée.

Adhérences. — Les adhérences entre les divers organes contenus dans la caisse, peuvent se multiplier et varier à l'infini, et si leur diagnostic général pour ainsi dire est relativement facile sur le vivant, il est loin d'en être de même lorsqu'il s'agit d'en délimiter exactement les attaches.

Pour vous donner une idée de leur variété et de la difficulté presqu'insurmontable qu'on éprouve à les différencier, je vous soumets le tableau suivant emprunté à Toynbée. Il contient le résultat de 1,013 nécropsies.

Toynbée a constaté des bandes membraneuses entre :

Le marteau et le promontoire, 6 fois.

L'enclume et le promontoire, 1 fois.

L'étrier et le promontoire, 6 fois.

L'enclume et le promontoire, 5 fois.

L'enclume, l'étrier et le promontoire, 3 fois.

L'enclume et le marteau, 1 fois.

L'étrier et le promontoire (la muqueuse étant saine) 79 fois.

(La muqueuse étant hypertrophiée), 48 fois.

(La muqueuse étant vasculaire), 6 fois.

L'étrier le promontoire et la pyramide, 1 fois.

Entre tous les osselets, 30 fois.

Entre tous les osselets et le promontoire, 9 fois.

Entre le tensor tympani et l'étrier, 3 fois.

Entre le nerf facial, l'enclume, l'étrier et le promontoire, 2 fois.

Entre le nerf facial et la paroi supérieure du tympan, 1 fois.

Une fois il a trouvé le marteau adhérent au promontoire.

Vous concevez quels troubles apportent ces adhérences au bon fonctionnement de l'appareil transmetteur et dans quelles proportions elles doivent diminuer l'acuité auditive.

Si les adhérences sont lâches, la transmission des ondes sonores peut s'accomplir avec assez de facilité pour que la perception du son se fasse à peu près normalement, et aucun signe subjectif ou objectif ne vient les déceler sur le vivant.

Il est loin d'en être de même si elles sont rigides. Elles donnent lieu à des accidents complexes, semblables en plus d'un point à ceux de l'ankylose stapédio-vestibulaire, lorsqu'elles existent entre les osselets et le promontoire. L'examen au spéculum ne fournit dans ce cas aucun signe capable de les faire reconnaître ; car elle peuvent coïncider avec un état normal de la membrane du tympan. Si au contraire elles sont fixées d'un côté sur la face interne de la membrane, de l'autre sur un des points quelconques des organes contenus dans la caisse, l'examen de la membrane fournit des indications précieuses.

Nous passerons ces deux hypothèses en revue; après avoir étudié les phénomènes d'ensemble auxquels elles donnent lieu, quels que soient leur nombre, leurs attaches et leur variété.

Elles sont le plus souvent la conséquence d'otites catarrhales chroniques et elles constituent parfois un reliquat d'otite suppurée.

Diagnostic. — Elles amènent une surdité notable et des bruits subjectifs, identiques comme timbre à ceux de l'ankylose stapédio-vestibulaire.

Lorsqu'elles existent entre la chaîne des osselets et une partie quelconque de la caisse sans intéresser la membrane du tympan, les accidents et les symptômes subjectifs fournissent seuls les éléments du diagnostic.

Leur étiologie est toujours la même : Les malades racontent : qu'ils ont été atteints d'une série d'otites catarrhales aiguës, dont la première remonte souvent à plusieurs années, que l'état de l'oreille s'est aggravé après chaque poussée nouvelle ; que la surdité, les bourdonnements, légers au début, ont augmenté d'intensité au fur et à mesure que les manifestations catarrhales se sont reproduites.

Dans le cas où elles prennent une de leurs insertions sur la face interne du tympan, le diagnostic est beaucoup plus facile.

Elles peuvent se reconnaître par l'examen de la membrane, et de plus, le spéculum de seigle fournit des indications qui ne laissent aucun doute, sur la nature des lésions.

A l'inspection, la membrane apparaît parsemée çà et là de petits points brillants, légèrement concaves, disséminés sur toute sa surface et proportionnés comme nombre à la quantité des adhérences.

Dès qu'on pratique une aspiration avec le spéculum de seigle, on voit la membrane se bomber extérieurement dans tous les segments normaux, alors que ceux où s'insèrent les adhérences restent immobiles.

Pendant l'aspiration, la compression labyrinthique est forcément diminuée, et les malades accusent une disparition de leurs sensations subjectives.

Cette amélioration momentanée dure autant que l'aspiration elle-même.

Dès qu'on la cesse,les bourdonnements reprennent leur intensité et leur timbre primitifs.

Traitement. — Vous devez vous comporter différemment suivant que vous vous trouvez en présence de l'une ou de l'autre des deux hypothèses que je viens de vous indiquer.

Dans la première, c'est-à-dire dans le cas où les adhérences ne sont pas apparentes, et où vous ne pouvez diagnostiquer qu'un obstacle au libre fonctionnement des articulations de la chaîne, sans qu'il soit possible de le déterminer ; vous devez essayer le massage du tympan pratiqué au moyen d'un instrument très ingénieux dont j'ai déjà eu l'occasion de vous parler : « le masseur du tympan du Dr Desltanche. »

Je vous en ai expliqué le fonctionnement, il me reste à vous en faire ressortir les avantages pour la lésion qui nous occupe.

Il imprime vous le savez, une série de mouvements de va et vient à la membrane du tympan et il peut amener soit la rupture; soit la distension des adhérences.

Avec l'un ou l'autre de ces deux résultats; vous obtenez une amélioration notable, en ce sens que vous supprimez ou que vous atténuez la cause de la surdité et des bourdonnements.

Si après six séances de massage, d'une durée de deux minutes environ, aucune amélioration n'est survenue, vous pouvez en conclure que vous vous trouvez en présence d'une ankylose.

Vous voyez, que même en cas d'insuccès, cette tentative thérapeutique vous aura fourni un élément nouveau de diagnostic différentiel.

Si les adhérences sont apparentes, il faut en pratiquer la section.

La technique opératoire est à peu de choses près celle de la ténotomie du tensor tympani. Elle offre cependant cette différence qu'on peut pratiquer la section de l'adhérence en un seul temps.

Après les précautions anti-septiques d'usage, c'est-à-dire le lavage du conduit et de la membrane avec une solution boriquée à 4 0/0, on introduit dans le conduit auditif externe un spéculum très court et aussi large que possible, puis on dirige obliquement un bistouri légèrement courbé, sur le point de la membrane où s'insère l'adhérence, et en même temps que la paracentèse on pratique la section.

Comme l'opération se fait rapidement, et que la gouttelette de sang qui s'écoule est insuffisante pour masquer le champ visuel, on peut dans la même séance en sectionner plusieurs.

La douleur est facilement supportée, grâce à la rapidité avec laquelle l'intervention chirurgicale s'opère.

On bourre ensuite le conduit de gaze iodoformée, et 48 heures après l'opération la cicatrisation est obtenue.

Dès que les adhérences ont perdu un de leur point d'attache, les bourdonnements disparaissent, et l'acuité auditive augmente dans des proportions très satisfaisantes.

Là ne doit pas se borner votre tâche ; vous devez prémunir le malade contre le danger d'une récidive, et l'engager à réclamer vos soins dès le début d'une atteinte catarrhale, soit du côté des premières voies respiratoires, soit du côté de la trompe d'Eustache, sans attendre que la caisse ait elle-même participé à l'inflammation de voisinage.

Epaississement de la muqueuse de la caisse. — Pour cette altération anatomo-pathologique, comme pour beaucoup de ses congénères, suites d'otites chroniques, l'examen de la membrane du tympan n'est pas d'un grand secours et n'apporte pas sa part d'éléments au diagnostic. Elle peut être terne, épaissie, indiquant par là qu'elle a participé au processus inflammatoire, mais elle peut aussi ne présenter aucun caractère particulier.

C'est donc en dehors de son examen qu'il faut rechercher des indications.

Je vous ai cité les observations de Toynbée, Trœlsh, Politzer, dans lesquels l'épaississement de la muqueuse de l'oreille moyenne avait atteint de telles proportions qu'il semblait que la caisse elle-même n'existât plus, et eût été remplacée par un véritable bourrelet muqueux.

Il est rare que la lésion atteigne ce haut degré de gravité.

En général, l'épaississement diminue simplement la capacité de la caisse. Il n'en donne pas moins lieu à des symptômes de gêne fonctionnelle qui se traduisent par une surdité en rapport avec le degré d'épaississement.

Aucun signe objectif ne permet de le reconnaître d'une façon absolue, seules, certaines présomptions le laissent supposer; et c'est surtout en procédant par exclusion qu'on arrive à faire le diagnostic, toujours hypothétique en tous cas.

Lorsqu'un malade accuse une diminution de l'acuité auditive, survenue à la suite d'otites catarrhales répétées ; une sensation de plénitude dans l'oreille qui n'est pas due à une obstruction de la trompe d'Eustache, lorsque la surdité n'est accompagnée d'aucun bruit subjectif, et que l'aspect de la membrane du tympan est à peu près normal, on peut conclure à l'existence d'un épaississement de la muqueuse de la caisse.

C'est surtout l'absence de bourdonnements qui en l'espèce constitue le symptôme essentiel. Vous savez que les altérations de la chaîne les provoquent, qu'il suffit d'une obstruction même légère de la trompe d'Eustache pour les déterminer, que les adhérences, et la contracture du tensor tympani les font naître ; et si vous voulez bien vous rappeler qu'il n'existe pas d'affection de l'oreille interne sans bruits subjectifs ; vous comprendrez qu'on puisse par exclusion, et avec le secours des commémoratifs, diagnostiquer un épaississement de la muqueuse de la caisse.

Traitement. — C'est dans les cas d'épaississement de la muqueuse, qu'on a quelque chance d'obtenir un résultat avec les injections irritantes.

On a conseillé tour à tour les vapeurs ammoniacales, les injections de chlorate de soude, d'iodure de potassium au 15e, de teinture d'iode mélangée à la glycérine (2 gouttes de teinture d'iode pour 6 gouttes de glycérine), etc.

Je donne la préférence aux injections iodurées. Avec elles je n'ai jamais eu d'accidents, et souvent j'ai obtenu une amélioration qui si elle n'a pas été toujours durable, s'est maintenue dans la plupart des cas pendant plusieurs mois.

Il est à remarquer que chaque tentative thérapeutique améliore pendant moins longtemps que celle qui l'a précédée.

Aussi je ne vous indique pas cette méthode comme un procédé absolu et certain de guérison, mais plutôt comme un moyen d'amener une amélioration passagère.

Transformation fibreuse limitée aux fenêtres. — Il n'existe aucun symptôme, capable de permettre de faire sur le vivant, le diagnostic différentiel entre l'ankylose stapédio-vestibulaire et la transformation fibreuse limitée aux fenêtres.

C'est une lésion anatomo-pathologique qu'on ne peut constater que sur le cadavre, et qui pendant la vie donne lieu aux mêmes symptômes que l'ankylose, dont elle n'est en somme qu'une modification.

Vous concevez en effet que si la platine de l'étrier vient heurter une surface résistante, et par conséquent difficilement dépressible, non seulement la transmission des ondes sonores rencontrera un obstacle insurmontable, mais de plus le liquide labyrinthique en raison de la plus grande épaisseur des fenêtres se trouvera comprimé.

Les phénomènes subjectifs sont les mêmes que ceux de l'ankylose, seule la cause diffère.

Il existe pourtant un signe qui jusqu'à un certain point pourrait permettre de faire un diagnostic différentiel. Mais il n'a pas une valeur scientifique bien déterminée. Vous savez que dans l'ankylose les malades entendent mieux en voiture ou en chemin de fer. Cette amélioration passagère ne peut se produire dans les cas de dégénérescence fibreuse des fenêtres, les cahots ne pouvant modifier le degré de résistance qu'elles opposent à la platine de l'étrier.

On peut donc, jusqu'à un certain point, avec un interrogatoire minutieux, différencier ces deux affections, mais comme il n'existe aucun moyen thérapeuthique de modifier la seconde, c'est une satisfaction purement platonique que vous vous procurerez.

Dégénérescence calcaire des fenêtres. — Lésion anatomopathologique à part : La dégénérescence calcaire ou la transformation fibreuse constituent une même affection clinique, donnant lieu aux mêmes symptômes.

La première réagit peut-être avec une intensité plus grande, en ce sens qu'avec la transformation fibreuse, les mouvements de transmission peuvent jusqu'à un certain point s'opérer, tandis qu'ils sont impossibles dans la dégénérescence calcaire.

L'une donne de la cophose ; l'autre fait des sourds.

Dans un cas publié par Schwartze la dégénérescence calcaire était limitée à la fenêtre ronde, et coïncidait avec une intégrité complète des autres organes contenus dans la caisse.

Anomalies de tension de la membrane. — On appelle anomalies de tension de la membrane du tympan deux lésions différentes, dont l'une est constituée par un relâchement de la membrane, l'autre par un excès de tension.

Leur description me paraît mieux à sa place ici qu'au chapitre traitant des altérations de la membrane, car elles sont en général une des conséquences possibles de l'otite chronique.

Relâchement. — Le relâchement de la membrane est le plus souvent partiel, quelquefois il occupe toute sa surface.

Hartmann cite une observation où le tympan s'appliquait sur le promontoire et les osselets, de telle sorte que ces derniers faisaient saillie au-dehors.

Il peut exister ou coïncider avec l'ankylose de la chaîne.

Il est dû à une atrophie des couches de la membrane, suite de processus inflammatoires.

Il peut déterminer une diminution de l'acuité auditive par un mécanisme que vous concevez :

La membrane n'ayant plus sa tension normale, perd de ce fait une partie de ses facultés de vibration, et les ondes sonores ne peuvent plus être physiologiquement transmises.

On constate parfois de véritables anomalies sensorielles.

Ainsi, Politzer déclare n'avoir observé qu'une légère altération de l'ouïe avec une membrane excessivement lâche et il en conclut qu'il faut admettre, que des modifications de tension de l'appareil transmetteur du son peuvent exister dans certaines limites sans troubles appréciables de l'ouïe :

Par contre j'ai vu dans certains cas de relâchement limité au segment postérieur de la membrane, une diminution notable de l'acuité auditive.

Les malades entendaient évidemment la voix articulée, mais la perception des petits bruits était abolie.

Je crois qu'il faut expliquer ces anomalies sensorielles en supposant des modifications concomitantes de l'appareil transmetteur qui échappent à nos investigations.

Diagnostic. — Avec l'aide du spéculum de Seigle le diagnostic du relâchement de la membrane du tympan n'offre aucune difficulté.

Sous l'influence de l'aspiration, les segments de la membrane qui ont perdu leur résistance anatomique, apparaissent en convexité manifeste, sous forme de petites élevures, alors que les segments normaux conversent leur situation normale.

Elles s'affaissent dès que cesse l'aspiration.

Traitement. — Lorsque la membrane n'est pas relâchée dans sa totalité, la guérison peut facilement s'obtenir au moyen d'incisions multiples pratiquées sur les points relâchés. Le tissu cicatriciel consécutif, offrant une résistance plus grande, donne aux parties atteintes une tonicité se rapprochant de la normale.

Les incisions peuvent être faites au moyen du galvanocautère et n'entraînent aucune conséquence post-opératoire.

Dans les cas de relâchement total on obtient une augmentation de l'acuité auditive, en incisant quelques segments de membrane. Comme il est impossible de la scarifier toute entière, l'amélioration n'est jamais que relative.

Keown, a proposé de recouvrir la membrane d'une couche de collodion, qui théoriquement devrait avoir pour effet de lui donner une résistance artificielle suffisante.

Ce procédé que j'ai employé à maintes reprises ne m'a pas donné des résultats suffisants, pour que je me crois autorisé à vous le recommander.

Tension anormale. — Il est excessivement rare que la tension anormale du tympan, soit intrinsèque si je puis m'exprimer ainsi : elle accompagne le plus souvent, soit une ankylose de la chaîne, soit surtout une contracture du tensor tympani.

Elle donne lieu aux phénomènes que nous avons étudiés en parlant de ces deux lésions.

La membrane du tympan occupe cette situation courbe

que je vous ai déjà décrite, et elle a une tendance à s'appliquer contre le promontoire.

C'est en portant vos efforts thérapeutiques du côté de la chaîne et du tensor que vous arriverez à en combattre les effets.

Je vous ai décrit les procédés à employer en pareil cas, il est donc inutile de vous les exposer de nouveau.

SCLÉROSE

La sclérose est la forme sèche de l'otite moyenne chronique.

Elle a avec cette dernière plus d'une ressemblance au point de vue anatomo-pathologique ; mais elles diffèrent cliniquement :

Par leur étiologie ;

Leur marche ;

Et les altérations qu'elles font naître sur la membrane du tympan.

Étiologie. — A l'encontre de la forme humide toujours facile à trouver comme vous venez de le voir, l'étiologie de la sclérose nous est à peu près inconnue.

Nous savons qu'elle est souvent héréditaire, et je ne connais pas dans le cadre nosologique, d'affection se transmettant par voie d'hérédité dans des conditions aussi fatales et je pourrais presque dire aussi mathématiques.

L'expression est peut-être impropre, je n'en trouve pas de meilleure pour rendre ma pensée.

La concordance entre l'âge auquel enfants et parents sont atteints est pour ainsi dire absolue.

J'ai vu nombre de malades affectés de sclérose, qui faisaient remonter le début de leur surdité à l'âge exact où leurs ascendants l'étaient devenus eux-mêmes.

L'hérédité fournit environ un tiers des sclérosés.

Il serait intéressant, de savoir, dans quelles proportions les descendants évitent cette tache originelle, mais on ne possède aucun document permettant de résoudre le problème.

En dehors de l'hérédité il est difficile de rattacher la sclérose à une étiologie bien nette.

On la constate chez certains rhumatisants, chez les goutteux, mais les proportions sont insuffisantes pour permettre de ranger la sclérose dans les complications courantes des diathèses rhumatismale ou goutteuse.

On peut dire aussi qu'elle n'a aucune prédilection pour un âge déterminé, on la rencontre indifféremment chez les enfants, les adultes et les vieillards.

Chez les premiers elle est pourtant exceptionnelle, et c'est surtout chez les adultes qu'on en trouve le plus grand nombre.

Le sexe, pas plus que l'hygiène ou le climat, ne paraissent jouer un rôle dans son étiologie.

Vous voyez, somme toute, qu'à part l'hérédité, il est difficile d'en déterminer bien exactement les causes.

Marche. La marche de la sclérose est indistinctement lente ou rapide.

Parfois, quelques semaines suffisent pour amener une diminution considérable de l'acuité auditive sans qu'il soit possible de trouver les raisons de cette rapidité véritablement foudroyante.

Dans d'autres cas, la surdité progresse si lentement, que certains malades atteints de sclérose, peuvent traverser la plus grande partie de leur existence en conservant une acuité auditive suffisante, pour que leur infirmité passe presque inaperçue des gens qui les entourent.

Je donne mes soins à deux malades qui peuvent servir de types à ces deux catégories.

Le premier est une femme, âgée aujourd'hui de 35 ans,

par laquelle je fus consulté en 1885. Elle était atteinte de surdité commençante, d'origine héréditaire (sa mère était devenu sourde au même âge). Je diagnostiquai une sclérose, et j'assistai impuissant à l'évolution la plus rapide qu'il m'ait été donné d'observer.

En trois mois la montre n'était plus entendue qu'au contact alors que le tic-tac était perçue à 0m60 lorsqu'elle vint me consulter.

A partir de ce moment la surdité fit des progrès presque quotidiens, et six mois après le début de la maladie, il fallait crier pour se faire entendre.

Inutile de vous dire que toutes les tentatives thérapeutiques ont été infructueuses.

Indépendamment de bon nombre de mes collègues de Paris, elle a consulté à l'étranger des hommes d'une valeur indiscutable.

Le second malade est un homme âgé aujourd'hui de 59 ans, que j'ai vu pour la première fois en 1876. Depuis, il a conservé la même acuité auditive ; la voix articulée est perçue presque normalement, et la montre est toujours entendue à 0,03 centimètres. Son père était devenu sourd au même âge que lui.

Pas plus chez la jeune femme que chez l'homme, je n'ai pu découvrir les causes de cette marche si différente. Tous les deux sont très bien portants et n'ont jamais été malades.

Ces deux faits sont typiques et vous montrent clairement combien peut varier le processus de la sclérose.

Aspect de la membrane. — Lorsque la membrane du tympan a participé aux troubles trophiques de la caisse, son examen fournit des éléments précieux au diagnostic.

Elle se présente avec une physionomie spéciale.

Elle est épaissie, mais l'aspect de cet épaississement diffère notablement de celui de l'otite catarrhale chronique. On constate entre ses feuillets, la présence d'une substance compacte qui ressemble comme forme à des flocons de neige, et comme couleur à un segment de nerf sectionné.

Politzer a reconnu qu'elle était constituée par l'agglomération de cellules graisseuses.

Ces flocons sont généralement disséminés sur la surface de la membrane, et l'intervalle qui les sépare a conservé sa caloration normale.

Lorsque celle-ci est indemne, c'est au moyen des commémoratifs et de la marche que vous pourrez différencier la sclérose d'avec l'otite catarrhale chronique.

Les commémoratifs surtout vous seront d'un grand secours. J'ai réuni dans le tableau synoptique suivant les principaux signes distinctifs des deux affections.

OTITE CHRONIQUE	SCLÉROSE
Ne survient jamais d'emblée, et est toujours précédée d'une série d'otites catarrhales aiguës.	Survient d'emblée sans symptômes prémonitoires.
Atteint principalement les sujets prédisposés aux catarrhes des premières voies respiratoires, les scrofuleux, les lymphatiques, les syphilitiques, les fumeurs, les enfants atteints de végétations adénoïdes.	Dans son étiologie, l'hérédité peut seule être mise en cause.
Le séjour prolongé dans les climats humides contribue à sa production.	Sa venue n'est subordonnée à aucune influence climatérique.
Une thérapeutique opportune empêche la chronicité, puisqu'on peut toujours arrêter la marche envahissante de l'otite catarrhale aiguë.	En raison même de son mode d'envahissement, elle présente dès le début tous les inconvénients des affections chroniques.

En cas de lésions de la membrane tympanique, ce sont les couches propres qui sont épaissies.	Les couches propres sont indemnes et c'est entre elles que se logent les produits de nouvelle formation.
Avant de devenir chronique, l'otite est caractérisée par des accalmies pendant lesquelles l'acuité auditive est presque normale.	La surdité a une marche toujours ascendante, sans accalmie d'aucune sorte, autre que le statu quo.
La muqueuse naso-pharyngienne est recouverte d'un mucus abondant.	La sclérose coïncide avec la sécheresse de la muqueuse naso-pharygienne.

Ce sont là, n'est-il pas vrai, des différences suffisamment caractérisées pour permettre toujours et dans tous les cas d'établir un diagnostic différentiel.

Symptômes. — Les symptômes sont les mêmes que ceux de l'otite chronique.

La surdité est identique, les bruits subjectifs ont le même timbre.

Les lésions anatomo-pathologiques elles-mêmes sont dans la grande majorité des cas absolument semblables. On a constaté en plus dans la sclérose, l'atrophie des vaisseaux de la membrane du tympan, et sur les fenêtres ronde et ovale des dépôts analogues à ceux que l'examen direct permet d'apercevoir entre les feuillets du tympan.

Traitement. — La guérison de la sclérose est la quadrature du cercle des otologistes.

On a proposé et on propose tous les jours une quantité de moyens thérapeutiques pour enrayer ou atténuer le progrès de la sclérose, et le remède qui doit guérir est encore à trouver.

On a tour à tour préconisé :

L'éternelle douche d'air ;

Les injections irritantes dans la caisse avec une solution d'iodure de potassium, de bicarbonate de soude, d'hydrate de chloral, etc...

L'introduction de vapeurs dans l'oreille moyenne, vapeurs d'eau, de chloroforme, vapeurs d'iodure d'éthyle, etc...

La mobilisation de l'étrier;

L'emploi du masseur du tympan.

Ces divers moyens employés avec opportunité ont parfois paru enrayer la marche de l'affection, mais je ne sache pas qu'on ait jamais enregistré un seul cas de guérison.

Devons-nous pour cela abandonner les malades et les prévenir de l'incurabilité du mal qui les atteint? Je ne le crois pas.

Les bruits subjectifs dont ils souffrent sont déjà une cause suffisante de dépression morale, pour que nous ne l'aggravions pas encore en leur enlevant tout espoir de guérison.

D'un autre côté, on ne peut s'astreindre à donner des soins qu'on juge à l'avance inutiles, et la difficulté est de concilier les divers intérêts en jeu sans en sortir soi-même amoindri. — Je vous engage à procéder de la façon suivante :

Prévenir l'entourage de l'incurabilité du mal et prescrire une médication anodine, telle que les badigeonnages de loin en loin sur la région mastoïdienne avec la teinture d'iode et l'usage du masseur du tympan dont les malades peuvent se servir seuls.

Ils auront de la sorte, pendant un temps plus ou moins long, l'illusion d'une guérison possible, et vous ne vous exposerez pas au reproche d'avoir sciemment abusé d'une situation sans issue.

SURDITÉS PROFONDES

Les surdités profondes sont celles qui reconnaissent pour cause une lésion de l'oreille interne.

En abordant leur étude, je dois vous avouer que nous en sommes encore, à peu de chose près, au même point que nos devanciers. Aucun progrès n'a été accompli, et il est à craindre que pendant longtemps encore les choses restent en l'état.

Non pas que les sujets manquent, je dirai même plus, les observations cliniques abondent, mais le contrôle nécropsique fait défaut.

On base des théories sur des hypothèses, et vous savez ce qu'elles valent pour entraîner dans la voie du progrès une science aussi positive que la médecine.

Nos diagnostics, nous sommes obligés de les échafauder sur l'absence de lésions apparentes, grâce à une vue ingénieuse de l'esprit, et ce serait ici le cas de parodier la définition de Voltaire sur la métaphysique et de dire : quand le malade n'entend pas et que le médecin n'y voit goutte, c'est de la surdité profonde.

Si le diagnostic général de surdité profonde peut encore se faire par exclusion, nous sommes tout à fait incapables d'affirmer dans quelle partie de l'oreille interne siègent les lésions, cause des phénomènes cliniques observés.

Ne vous attendez donc qu'à une exactitude scientifique relative dans les faits qui vont suivre.

Je me suis surtout attaché à vous exposer aussi clairement que possible l'état actuel de nos connaissances.

Après vous avoir donné les notions élémentaires d'anatomie et de physiologie indispensables à la compréhension du sujet, je décrirai les symptômes qu'occasionnent les surdités profondes, les moyens hypothétiques de localisation qui sont en notre pouvoir, et je terminerai ce chapitre, qu'on peut considérer comme le plus ingrat de l'otologie, en vous énumérant les quelques procédés thérapeutiques en usage.

Anatomie. — Creusée dans l'intérieur du rocher, l'oreille interne, mi-osseuse, mi-membrane est constituée par des cavités dénommées ;

Vestibule ;

Canaux demi-circulaires ;

Limaçon.

Les canaux demi-circulaires dans lesquels est logé le liquide intra-labyrinthique, appelé aussi liquide de Cotugno, endolymphe, périlymphe, contiennent le labyrinthe membraneux que le liquide intra-labyrinthique, qui provient probablement du liquide céphalo-rachidien, baigne intérieurement (endolymphe) et extérieurement (périlymphe).

Vestibule. — Le vestibule, cavité irrégulièrement ovalaire, est divisé en deux parties par une crête transversale.

Une partie antérieure plus étroite appelée saccule où siège l'entrée du canal du limaçon.

Une postérieure plus large appelée utricule où existent cinq ouvertures qui communiquent avec les canaux demi-circulaires.

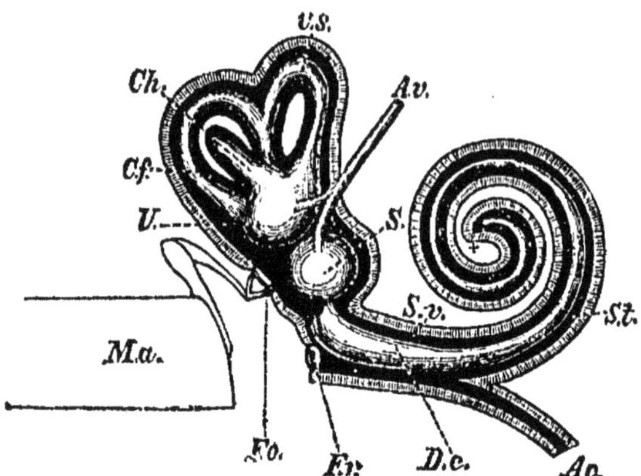

Fig. 26. — Oreille interne.

F.o. Fenêtre ovale. — *C.h.* Canal demi-circulaire horizontal. — *C.f.* Canaux demi-circulaires verticaux. — *C.s.* Canal antéro-postérieur. — *S.* Saccule. — *U.* Utricule. — *A.v.* Aqueduc du vestibule. — *D.c.* Canal cochléaire. — *A.c.* Aqueduc du limaçon (Hartmann).

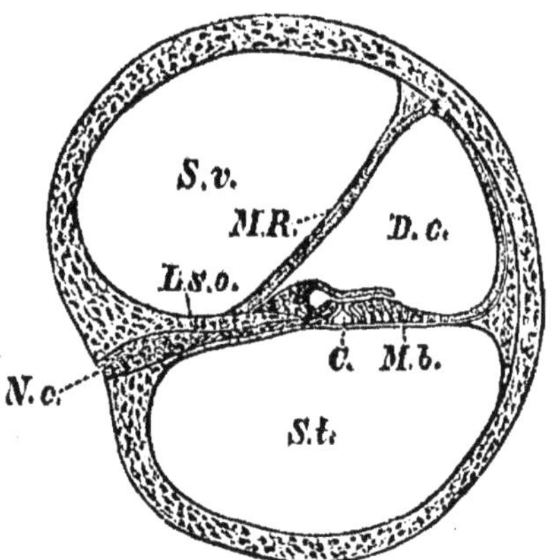

Fig. 27. — Oreille interne.

L.s.o. Lame spirale osseuse. — *M.b.* Lame spirale membraneuse. — *S.v.* Rampe vestibulaire. — *S.t.* Rampe tympanique (Hartmann).

C'est la paroi externe du vestibule qui constitue en partie la paroi interne de la caisse, et sur elle se trouve l'ouverture de la fenêtre ovale ainsi que la platine de l'étrier.

Sur la partie postérieure du vestibule, existe l'ouverture de l'aqueduc du vestibule, sorte de canal se dirigeant en arrière et en haut pour venir s'aboucher à la face postérieure du rocher, dans un conduit tapissé par la dure-mère (conduit auditif interne).

On trouve dans le vestibule quatre ouvertures appelées taches acoustiques qui servent au passage du nerf auditif.

Canaux demi-circulaires. — Les canaux demi-circulaires, au nombre de trois, communiquent avec la partie postérieure du vestibule.

Deux sont verticaux.

L'autre est horizontal.

Chacun d'eux possède dans le vestibule une extrémité renflée (ampoule). Les deux canaux verticaux en ont une commune, leurs arcs descendants étant soudés ensemble, de sorte que les trois canaux n'ont que cinq orifices, correspondant aux cinq ouvertures que je vous ai signalées sur la paroi postérieure du vestibule.

Dans l'intérieur des canaux osseux se trouvent trois canaux demi-circulaires d'un calibre moindre et de consistance membraneuse. Entre le contenant et le contenu circule la périlymphe.

Sur leurs ampoules se trouvent des rameaux de terminaison du nerf auditif.

Limaçon. — Le limaçon, ainsi nommé parce qu'il a la forme de la coquille qu'habite l'escargot, communique, par une large ouverture avec la partie antérieure du vestibule dont il semble la continuation ; et par la fenêtre ronde avec l'oreille moyenne.

Une lame osseuse, lame spirale osseuse sert d'attache à la lame spirale membraneuse, qui divise le canal du limaçon en deux parties :

Une supérieure (rampe vestibulaire) qui communique avec le vestibule.

Une inférieure (rampe tympanique) qui communique avec la caisse dont elle est séparée par la fenêtre ronde, et à laquelle elle aboutit.

Ces deux parties qui forment deux canaux distincts communiquent entre eux à la pointe du limaçon par un orifice étroit.

Le canal du limaçon contient les arcades de Corti qui se comptent par milliers.

Les filets du nerf auditif viennent s'y terminer.

Arrivé à l'extrémité du conduit auditif interne, ce nerf se divise en deux branches :

Le nerf vestibulaire ;

Le nerf du limaçon.

Le premier se ramifie dans le vestibule et les canaux demi-circulaires.

Le second sur la membrane spirale membraneuse.

Physiologie. — Les vibrations sonores sont transmises au liquide labyrinthique par l'intermédiaire direct de la platine de l'étrier qui, vous vous en souvenez, est enchassée dans la fenêtre ovale.

Mis en vibratoin, le liquide labyrinthique, agit sur toute la partie membraneuse du labyrinthe, qu'il fait participer à son mouvement. Comme c'est sur la partie membraneuse que se trouvent les rameaux terminaux du nerf auditif, les ondes sonores se trouvent ainsi transmises à l'appareil de réception centrale, le quatrième ventricule.

D'après Helmhotz le vestibule et les ampoules serviraient à la perception des vibrations sonores non périodiques (bruits) et le limaçon à la perception des vibrations périodiques (sons musicaux).

Il semblerait, d'après les diverses expériences tentées jusqu'à ce jour, que les canaux demi-circulaires ne jouent aucun rôle dans le phénomène de l'audition, et ne servent qu'à nous donner la notion de l'espace ainsi que les conditions d'équilibre du corps.

Vous connaissez tous l'expérience de Flourens qui ayant sectionné les canaux demi-circulaires à des pigeons, les voyait toujours tourner dans le même sens, sans qu'il leur fût possible de se diriger en ligne droite.

Pathologie. — Lorsqu'un malade se présente à vous se plaignant :

De surdité,

De bourdonnements à timbres musicaux,

De vertiges, allant parfois jusqu'à la syncope et s'accompagnant de nausées et de vomissements, vous devez soupçonner une surdité profonde et diriger vos investigations du côté de l'oreille interne.

Dites-vous bien que l'examen direct ne vous fournira aucun des éléments nécessaires au diagnostic, et que seul l'emploi du diapason sera de quelque utilité.

Les surdités par lésions profondes sont nombreuses, qu'elles soit secondaires ou primitives. On peut en trouver l'explication dans ce fait que le nerf auditif, comme le fait remarquer Politzer, est celui qui possède la plus grande impressionabilité.

Etiologie. — Pour vous en convaincre, vous n'avez qu'à songer combien facilement il est affecté par l'action des substances médicamenteuses, telles que la quinine, le salycilate de soude, le chloroforme, etc. Leur usage, même passager provoque invariablement des sensations subjectives de l'ouïe.

Les maladies générales ont sur l'oreille interne, un retentissement qu'on ne rencontre, avec de telles proportions, dans aucun autre organe.

La fièvre thyphoïde, la scarlatine, laissent après elles des surdités très souvent incurables, et qui seraient dues, d'après les autopsies pratiquées par Marcus, Passavant, Schwartze, Moos, Politzer, Heller, etc...., à une hypérémie du labyrinthe.

La syphilis elle-même semble avoir, dans ses manifestations tardives, une prédilection marquée pour l'oreille interne.

La grossesse qu'on ne peut cependant pas considérer comme une maladie, mais bien comme une fonction physiologique, fournit un contingent respectable de sourdes par lésions profondes.

Nombre de femmes deviennent sourdes pendant leur grossesse, et l'absence de lésions apparentes oblige à admettre une affection de l'oreille interne.

Morland cite le cas d'une femme qui ne faisait que des fausses couches, et qui pendant tout le temps de sa gestation, restait sourde, sans présenter de lésions organiques susceptibles d'être découvertes.

Dès que l'utérus était vide, l'acuité auditive redevenait normale.

L'hystérie, les affections cérébrales ou méningitiques, l'hérédité, les maladies de l'estomac, ont une influence indéniable sur les parties profondes de l'organe auditif.

On a signalé aussi l'action néfaste de certaines professions, telles que celles de forgeron, de chaudronnier, d'artilleur, etc.....

Marche. — La marche est indistinctement rapide ou lente.

Issue.— Le pronostic dépend de la cause occasionnelle, mais en tant que récupération des fonctions de l'organe ; il est le plus souvent funeste.

Diagnostic. — Je vous ai dit à quelles signes on pouvait supposer une altération de l'oreille interne, voyons maintenant jusqu'à quel point il nous est possible de la localiser.

Nous suivrons si vous le voulez bien la division anatomique, et nous passerons successivement en revue les maladies du nerf auditif et du labyrinthe.

Il existe quatre causes nettement reconnues d'altération du nerf auditif :

Les tumeurs ;

Les gommes ;

L'hystérie.

La névrite par irritation directe ; dans les cas de suppuration prolongée de la caisse, avec destruction de sa paroi interne ; et la névrite syphilitique qu'on suppose par analogie, parce qu'on l'a constatée sur le nerf optique. Moos, Voltolini, Fœrster ont signalé des sarcomes sur le nerf auditif.

Wirchow en a relaté plusieurs observations, et il affirme que de tous les nerfs crâniens c'est le nerf auditif qui est le plus souvent atteint par les néoplasmes de mauvaise nature.

Des néoplasmes du système nerveux central, ont dans de faibles proportions un retentissement sur le nerf auditif.

J'emprunte au traité d'Urbanstschich le tableau suivant :

« Colmeil a constaté des troubles de l'ouïe dans 1/9 des cas de tumeurs cérébrales.

Ladome, 7 fois sur 77 cas de tumeurs du cervelet,
3 fois sur 27 cas de tumeur du lobe moyen.

27 tumeurs du lobe antérieur,
14 du lobe postérieur, et 4 du 4e ventricule ne s'accompagnaient d'aucune anomalie du côté de l'oreille ».

Les gommes peuvent exister sur le trajet du nerf auditif et entraîner la surdité par la compression qu'elles exercent. Rien du reste ne permet de les affirmer, et lorsque chez un syphilitique en période tertiaire, on constate une surdité complète, sans que la cause en soit révélé par l'examen direct, on peut supposer l'existence d'une gomme mais il faut s'en tenir aux présomptions.

Si la cause est difficile à découvrir, la paralysie ellemême est d'un diagnostic relativement aisé.

Examinons comment elle se révèle et la marche des symptômes qu'elle fait naître.

La surdité par paralysie du nerf auditif est toujours subite, quelle que soit la cause qui la détermine.

Dans notre prochaine leçon, en traitant des rapports de la syphilis et de la surdité, je vous citerai quelques observations de surdité véritablement foudroyante qui vous convaincront de l'assertion que j'émets aujourd'hui.

Elle ne s'accompagne pas de bourdonnements, et tout l'appareil transmetteur soumis à notre investigation directe apparaît dans son état physiologique.

Les malades n'accusent pas de vertiges, la cophose apparaît seule, et reste sans complications auriculaires d'aucune sorte.

Voilà donc une lésion auriculaire qui, à l'inverse de ses congénères, ne provoque aucun phénomène de rententissement, et apparaît avec une rapidité que j'ai taxée de foudroyante, ne trouvant pas d'autre expression pour vous donner une idée de sa soudaineté.

Les affections de l'oreille que nous avons passées en revue ne nous ont pas habitué, n'est-il pas vrai, à ce processus.

Il est donc unique et à cause de cela suffisamment caractéristique.

Les ondes sonores ne sont plus perçues ;

Les vibrations du diapason, appliqué sur les os du crâne ne sont plus transmises à l'appareil récepteur, le cerveau.

Anesthésie acoustique. — Entre la paralysie du ner fauditif et l'intégrité physiologique, il existe un certain nombre d'états intermédiaires qu'on rencontre chez les sujets nerveux, exitables, de préférence chez les hystériques.

Chez ces derniers la perception des sons peut être :

diminuée,

augmentée,

ou momentanément abolie.

Dans le premier cas la diminution peut n'exister que pour certaines sensations auditives.

Telle hystérique entendra moins bien les sons articulés que la musique ;

Telle autre aura conservé la perception normale de la voix articulée, et entendra fort mal les sons musicaux.

Telle autre enfin entendra mieux les sons graves que les sons élevés et inversement.

Cet état a reçu le nom d'anesthésie acoustique.

Hyperesthésie acoustique. — L'hyperesthésie acoustique s'observe plus fréquemment que l'anesthésie.

Elle donne lieu à des sensations auditives parfois douloureuses ; dans tous les cas gênantes.

Les ondes sonores semblent avoir acquis une tonalité plus intense.

J'ai donné mes soins à une jeune malade atteinte d'hyperesthésie acoustique, à laquelle le bruit des voitures de la rue, donnait la sensation d'un régiment d'artillerie lancé au galop.

Une autre qui habitait près d'une ligne de chemin de fer éprouvait une douleur d'oreille véritablement déchirante, lorsqu'elle entendait le sifflet de la locomotive.

Moos rapporte le cas d'un homme atteint d'une affection du nerf auditif, qui entendait la voix basse d'un étage à l'autre.

Urbanstshich cite celui d'un malade très nerveux, qui entendait distinctement une conversation à l'étage supérieur.

Le même parle d'une hyperesthésie acoustique particulière, qui consiste dans la perception prolongée d'un son.

Une femme qu'il traitait, entendait pendant plusieurs heures un air qu'on avait joué au piano.

Traitement. — Les paralysies du nerf auditif produites par la compression d'une tumeur de mauvaise nature sont incurables, vous vous en doutez.

Si l'interrogatoire que vous avez fait subir au malade vous permet de supposer l'existence d'une gomme, c'est au traitement anti-syphilitique et surtout à l'iodure de potassium à hautes doses, 6 à 8 grammes par jour, que vous devrez avoir recours.

Il n'est pas sans exemple d'avoir déterminé de la sorte une guérison qu'on était en droit de considérer comme impossible.

Chez les sujets nerveux, chez les hystériques, l'hydrotérapie est indiquée.

On a parfois obtenu de bons résultats avec l'électricité appliqué localement, le pôle positif étant introduit dans le conduit auditif externe, et le pôle négatif sur l'apophyse mastoïde du côté opposé.

Chez eux, la surdité peut disparaître, même sans traitement, avec une rapidité analogue à celle de son invasion.

Les paralysies dont on ne peut déterminer l'origine résistent à toutes les tentatives de guérison, et c'est sans aucun résultat qu'on a recours à l'usage des agents thérapeutiques habituellement employés, iodure, électricité, hydrothérapie, etc.

Labyrinthe. — Les affections labyrinthiques donnent lieu à des symptômes complexes ;

Prises dans leur ensemble il est quelquefois difficile de les distinguer de certaines lésions cérébrales, et en maintes circonstances le diagnostic différentiel est à peu près impossible.

Elles peuvent être primitives ou secondaires.

Elles donnent lieu aux phénomènes suivants :

Troubles de l'équilibre, étourdissements, vertiges, bourdonnements à timbre musicaux (bruits de cloches, chants d'oiseaux, sifflet de chemin de fer, etc.) et diminution de l'acuité auditive. Les sensations subjectives atteignent parfois un tel degré d'intensité et de tenacité que les malades déclarent vouloir en finir avec une existence désormais insupportable.

J'ai donné mes soins à un homme de 50 ans, atteint de bourdonnements de ce genre, qui m'écrivait régulièrement trois fois par jour pour me dire qu'il allait par un suicide mettre fin à ses tourments si je n'arrivais pas à le soulager.

La surdité, dans ces conditions particulièrement douloureuses, devient un symptôme secondaire et est considérée par les malades presque comme quantité négligeable.

Aussi les voyons-nous constamment nous demander un soulagement à leurs sensations subjectives seules, et ils n'hésitent pas à nous déclarer spontanément que la perte de l'ouïe leur est indifférente si à ce prix les bourdonnements doivent disparaître.

Causes. — Les causes des affections labyrinthiques sont assez obscures. On sait seulement que les affections primitives sont plus rares que les affections secondaires.

Parmi ces dernières, la fièvre typhoïde, la syphilis, la scarlatine, la méningite semblent jouer un rôle indéniable.

Certaines affections de l'oreille (les otites exsudatives par exemple) déterminent à la longue du côté du labyrinthe, des troubles trophiques analogues à ceux qu'on constate dans la caisse.

Je vous ai signalé l'action passagère de certains médicaments, tels que le sulfate de quinine, le salycilate de soude, etc.

On a cité aussi certaines altérations de l'estomac, du rein; de l'utérus; mais j'estime que leur action de cause a effet, a besoin d'être plus amplement démontrée pour avoir droit de cité dans l'étiologie des affections labyrintiques.

Diagnostic. — Il est relativement facile avec les symptômes que je vous ai énumérés de faire le diagnostic général de lésion labyrinthique : mais autre chose est de localiser la lésion et de la dénommer.

Est-ce une hypérémie du labyrinthe ?

Est-ce de l'anémie ? une hémorrhagie ? ou même l'apoplexie de cet organe ? autant de problèmes, presqu'impossible, à résoudre.

Marcus, Passavant, Schwartze ont constaté l'hypérémie dans la fièvre typhoïde, la scarlatine, l'hystérie.

Moos a trouvé des hémorrhagies dans la fièvre typhoïde, la scarlatine, la rougeole, les oreillons.

Politzer a signalé des ecchymoses du vestibule dans la fièvre typhoïde.

Heller en a vu dans les canaux demi-circulaires et le limaçon dans un cas de méningite.

Mais rien sur le vivant ne permet d'affirmer ces lésions. L'apoplexie labyrinthique est mieux connue grâce à une observation très précise, publiée par Ménière en 1861 dans la *Gazette des hôpitaux*.

La voici résumée :

Une jeune fille ayant ses règles, passa toute une nuit sur l'impériale d'une diligence.

Elle s'enrhuma et devint subitement sourde.

Au moindre mouvement elle avait des nausées et des vertiges.

Le cinquième jour elle mourut.

L'autopsie qui n'expliqua pas la cause de la mort, montra les canaux demi-circulaires remplis d'une lymphe plastique (?) rougeâtre, et un léger épanchement dans le limaçon.

Le reste de l'appareil auditif était sain.

Ni le cerveau, ni la moelle n'étaient modifiés.

S'appuyant sur nombre d'observations similaires mais sans qu'une autopsie eût confirmé la localisation de la lésion, Ménière admit l'existence d'une maladie particulière, ayant son siège dans le labyrinthe et causée par un exsudat sanguin.

Cette observation jeta une clarté telle sur un ensemble de symptômes si obscurs jusqu'alors, que pendant longtemps, par une sorte d'analogie on a donné le nom de maladie de Ménière à toutes les altérations de l'oreille qui se traduisaient par des vertiges.

Aujourd'hui certains faits mieux observés ont permis d'émettre des doutes non seulement sur la localisation de la lésion, mais encore sur la cause qui la détermine.

Politzer a pratiqué l'autopsie d'une femme, qui 14 ans avant sa mort était devenue sourde, en présentant tous les signes de la maladie de Ménière.

L'examen nécropsique du labyrinthe révéla sur sa paroi externe l'existence d'une exostose.

A gauche cette exostose avait complètement recouvert la fenêtre ovale, et avait amené une soudure de la base de l'étrier.

A droite la partie antérieure de la fenêtre ovale était libre et l'étrier mobile.

Moos a relaté l'observation d'un homme mort quelques jours après avoir reçu un coup de feu derrière l'apophyse mastoïde. L'autopsie révéla l'existence d'une hémorrhagie considérable dans le labyrinthe membraneux, et pendant les quelques jours où il avait survécu à sa blessure, cet homme n'avait présenté aucun des symptômes décrits par Ménière.

Oscar Wolf a pu observer un malade présentant tous les signes de la maladie de Ménière et à l'autopsie duquel on trouva une tumeur du cervelet.

Urbantschisch pense que la maladie de Ménière est plutôt due à une lésion du nerf auditif.

Examinons comment elle survient et la marche qu'elle suit.

Elle a le début brusque d'une apoplexie.

Le malade tombe sans connaissance, et en revenant à lui il est sourd d'une ou des deux oreilles. Ou bien il est pris de vertiges, d'étourdissements, de vomissements, il entend des bruits à timbres musicaux et s'aperçoit que son acuité auditive a notablement diminué.

Les signes fournis par l'exploration directe sont nuls.

Tout l'appareil transmetteur accessible à nos yeux apparaît normal.

Parmi les cas nombreux que j'ai pu observer, il en est deux que je vous demande de résumer.

Ils sont typiques et suffiront, je l'espère, à graver dans votre esprit le processus de la maladie dite de Ménière.

Un homme de 36 ans, pendant la traversée de Rio-de-Janeiro en France, se coucha un soir avec une intégrité absolue de l'organe de l'ouïe.

Pendant la nuit il fut pris de vertiges et de vomissements. Il se rendormit, et à son réveil il s'aperçut qu'il était complètement sourd.

L'organe de l'ouïe était normal. Aucun traitement ne put l'améliorer, des bruits musicaux, incessants, lui rendaient l'existence intolérable. Il s'est suicidé.

Une femme de 42 ans, revenant de Vincennes avec son mari, fut prise tout à coup d'étourdissements.

Elle eut une syncope, et revenue à elle quelques minutes après, elle se plaignit de ne plus rien entendre si ce n'est un bruit de cloches des plus violents.

L'organe de l'ouïe était normal. Son état n'a jamais pu être amendé.

Tous les cas ne présentent pas ce haut degré d'intensité.

Quelques malades guérissent partiellement, mais ils peuvent être atteints de récidive.

Il en est d'autres qui, après avoir conservé pendant plusieurs années des troubles de la locomotion (leur marche ressemble à celle des ataxiques) récupèrent leur équilibre. Mais, même dans ces cas relativement heureux, les bruits subjectifs et la surdité persistent, et souvent pendant toute la vie.

Le pronostic est grave.

Les guérisons partielles sont rares.

Les guérisons complètes peuvent être considérées comme tout à fait exceptionnelles.

Traitement. — L'iodure de potassium, le sulfate de quinine ont été employés parfois avec un demi-succès. La médication quinique préconisée par M. Charcot semble dans certains cas avoir provoqué une amélioration passagère.

J'estime qu'il faut en surveiller très attentivement l'emploi et vérifier, au préalable, l'état des reins des malades auxquels on l'ordonne.

La dose journalière de 0,60 centigrammes continuée pendant 10 jours est celle qui semble donner les meilleurs résultats.

L'électricité à courants continus semble avoir une action décongestive sur le labyrinthe, et il n'est pas rare de constater après quelques séances une amélioration sensible des troubles de l'équilibre, ainsi qu'une diminution d'intensité des sensations subjectives.

Il est inutile, dans tous les cas, de les prolonger au-delà de 12 à 15 séances.

Si, après ce temps, on n'a pas obtenu de modifications, c'est que la médication doit rester inactive.

Les révulsifs intestinaux périodiquement administrés, déterminent quelquefois un soulagement momentané.

Croyez bien que la perspective d'une amélioration même passagère n'est pas à dédaigner, dans une affection qui fait à la fois le désespoir des malades par les souffrances qu'ils endurent, et celui des médecins par l'impuissance à laquelle les condamnent l'insuffisance des procédés thérapeutiques employés jusqu'à ce jour.

SYPHILIS ET SURDITÉ

A toutes ses périodes, aussi bien dans ses manifestations hâtives que dans ses manifestations tardives, qu'elle soit acquise ou héréditaire, la syphilis peut amener du côté de l'organe de l'ouïe des désordres nombreux et complexes.

L'appareil transmetteur et l'oreille interne peuvent être simultanément ou individuellement atteints.

Quelquefois l'origine spécifique des troubles sensoriaux nous apparait nettement, sans l'ombre d'un doute, en ce sens que nous pouvons constater *de visu* l'accident initial qui a joué le rôle de cause déterminante.

Souvent, nous sommes obligés de nous contenter de présomptions qui ont, il est vrai, presque la valeur d'un fait tangible, mais qui n'en restent pas moins des présomptions.

Recherchons d'abord ce que fait la syphilis acquise sur l'oreille, puis nous étudierons les effets de la syphilis héréditaire.

Chancre. — Le chancre de l'oreille est rare ; j'en ai observé deux cas à l'hôpital Saint-Louis dans le service de M. le professeur Fournier et, passez-moi l'expression, la porte d'entrée de la syphilis a été si étrange, que je vous demande de résumer ces deux observations.

J'ai fait faire par M. Baretta, l'habile artiste de l'hôpital Saint-Louis, le moulage de ces deux chancres; je ne vous en présente qu'un seul. J'ai envoyé l'autre à M. le professeur Politzer qui, l'ayant vu chez moi, m'avait manifesté le désir de le posséder.

Dans le premier cas qu'a publié M. le docteur Jégu dans sa thèse inaugurale, il s'agit d'un homme qui, en octobre 1882, se prit de querelle dans une fête suburbaine avec un lutteur de profession. Ce dernier, sentant qu'il n'allait pas sortir vainqueur du combat engagé, coupa d'un coup de dent le lobule gauche de son adversaire.

La plaie saigna beaucoup, puis se recouvrit d'une croûte épaisse. Un mois plus tard, elle se rouvrit, et, pour pour me servir de l'expression employée par le malade, « se mit à manger tout autour d'elle. »

Les moyens anodins qu'il employait n'en modifiaient en rien l'aspect. Après 20 jours d'expectation patiente, il s'aperçut qu'il avait des taches sur le corps et des plaques blanches dans la bouche.

Il vint à l'hôpital où la syphilis fut facilement reconnue.

Le chancre phagédénique du lobule était accompagné d'une énorme pléïade ganglionnaire, siégeant dans la région sous-maxillaire et parotidienne.

Une enquête habilement menée par M. Lavergne, alors interne de M. Fournier, permit de s'assurer qu'au moment de l'accident initial, l'adversaire de ce malade était en pleine éruption syphilitique secondaire, avec plaques muqueuses sur la langue et sur les lèvres.

Le second cas a une origine encore plus étrange.

Une marchande aux Halles, âgée de 40 ans, se présenta à la consultation de M. le professeur Fournier, en 1885, avec une plaie siégeant au niveau de la ligne d'insertion du pavillon.

Découpée comme à l'emporte-pièce, avec un fonds

grisâtre, elle avait d'autant plus l'aspect d'un chancre induré, qu'elle était accompagnée d'un énorme ganglion sous-maxillaire.

Interrogée, la malade déclara énergiquement que non seulement elle n'avait jamais eu la syphilis, mais encore qu'elle ne s'était jamais exposée à une contagion.

Elle affirmait n'avoir jamais eu de rapports sexuels qu'avec son mari.

Celui-ci fut mandé à l'hôpital, minutieusement examiné et on le trouva en pleine éruption secondaire.

Il entra, du reste, dans la voie des aveux, et je pus, grâce à un laborieux interrogatoire, reconstituer la scène de la contagion.

Trois mois avant l'entrée de sa femme à l'hôpital, il l'avait un jour embrassée derrière l'oreille. Il avait des plaques muqueuses sur les lèvres, et sa femme une légère écorchure sur la région mastoïdienne.

La solution de continuité avait servi de porte d'entrée à l'introduction du virus.

Ces chancres ne se comportent pas autrement que les chancres génitaux, ils ont le même aspect, la même durée, et sont suivis des mêmes accidents.

Je vous en ai donné une description détaillée lorsque nous avons étudié les maladies du pavillon.

Syphilides secondaires. — Les syphilides secondaires, lorsqu'elles siègent dans le pharynx, peuvent déterminer, non seulement de la surdité par obstruction de la trompe d'Eustache, mais aussi une otite moyenne purulente par propagation jusqu'à la caisse, de l'inflammation périphérique qu'elles occasionnent.

Lorsqu'une plaque muqueuse siège sur le pavillon de la trompe, la tuméfaction consécutive ne tarde pas à en obstruer complètement l'orifice, l'air n'a plus son libre passage et une diminution notable de l'acuité auditive, en est la conséquence immédiate.

La rhinoscropie postérieure seule, vous permettra de vous renseigner exactement sur la situation et l'étendue de la lésion.

La plaque vous apparaîtra sous le champ du miroir avec ses signes distinctifs que vous connaissez tous.

Comme ses congénères, elle cède rapidement aux cautérisations de nitrate d'argent.

Dès qu'elle a disparu, un seul cathétérisme suffit dans la plupart des cas à rendre à l'organe ses fonctions physiologiques.

Il faut hâter leur guérison pour éviter la formation de brides cicatricielles qui auraient pour conséquences d'amener un rétrécissement du pavillon de la trompe.

Dans le cas où il se produit, soit par l'incurie des malades, soit parce que la plaque du pavillon a passé inaperçu, il faut, dès qu'on le peut, tenter la dilatation de la trompe au moyen des bougies filiformes.

Les syphilides du pharynx latéral amènent parfois par une extension de la zone inflammatoire jusqu'à la caisse, une véritable otite moyenne purulente.

Elle cède rapidement aux moyens usuels, si on a le soin de cautériser la cause occasionnelle et d'instituer le traitement général.

Les syphilides du conduit auditif externe sont plus communes que ne l'indiquent les traités classiques.

Pendant douze années de fréquentation assidue des services de M. le professeur Fournier et de M. le docteur Vidal à l'hôpital St-Louis, j'en ai observé une cinquantaine de cas.

Elles ont au début l'aspect de papules blanchâtres. L'infiltration périphérique a pour effet immédiat, d'amener une atrésie notable du conduit.

Ces papules ne tardent pas à devenir érosives (syphilides papulo-érosives) et à sécréter un liquide franchement purulent qui a une tendance à séjourner dans le conduit, en raison de la difficulté qu'il éprouve à s'écouler au dehors, à cause de l'atrésie concomitante.

La stagnation du pus, dans ce milieu déjà infiltré, provoque une véritable dermite dont la conséquence inévitable est une otite externe diffuse, très douloureuse.

Le diagnostic est facile, d'abord en raison de l'aspect tout à fait spécial des syphilides secondaires, puis des syphilides concomitantes.

Lorsqu'elles revêtent le type papulo-hypertrophique elles peuvent être confondues avec des végétations polypeuses de l'oreille.

L'erreur est d'autant plus facile à commettre qu'elles ressemblent comme aspect, et comme forme, à un polype à base d'implantation large, sans pédicule apparent.

Les lésions concomitantes et les commémoratifs fournissent les éléments nécessaires au diagnostic différentiel.

Traitement. — Livrées à elles-mêmes, les syphilides du conduit ont une durée de six semaines environ.

Bien soignées, elles guérissent en six jours.

Le traitement qui m'a donné les meilleurs résultats est le suivant :

Après avoir pratiqué un lavage antiseptique du conduit (solution boriquée à 4 0/0), je cautérise très profondément avec le crayon de nitrate d'argent toute la surface ulcérée, et je recommande de renouveler les lavages toutes les heures pour que le pus séjourne le moins possible.

Je cautérise quotidiennement jusqu'à la guérison complète.

Chez certaines natures nerveuses, la cautérisation provoque une douleur très intense qu'on peut diminuer au moyen d'instillations préalables d'une solution de cocaïne à 10/100.

Proscrivez d'une façon absolue l'excision. Ce procédé, très douloureux ne donne aucun résultat.

M. Ladreit de la Charrière a décrit une otite syphilitique se développant spontanément comme l'iritis syphilitique dans la syphilis acquise.

Je n'en ai observé aucun cas. Chaque fois que j'ai été en présence d'une otite moyenne purulente chez un syphilitique en pleine période secondaire, j'ai toujours trouvé, avec l'aide de la rhinoscopie postérieure, des syphilides du pharynx latéral qui étaient très manifestement la cause occasionnelle de l'otite.

Je n'hésite pas dans ces conditions à nier l'existence de l'otite syphilitique d'emblée, dans les syphilis acquises, ne l'ayant jamais rencontré que comme conséquence d'accidents spécifiques pharyngiens. C'est à dessein que j'insiste sur les mots de syphilis acquise, car, comme vous le verrez bientôt, il existe une otite moyenne purulente primitive dans la syphilis héréditaire.

Gommes. — Les gommes du conduit sont rares, elles ont été signalées par Desprès et par Gruber, elles ont la forme de petits abcès à bords taillés à pic, qui se vident en profondeur suivant le mode des tumeurs gommeuses.

Quant aux gommes de la membrane du tympan, il est nécessaire avant d'en admettre l'existence, qu'une observation publiée ces dernières années ait été corroborée par d'autres faits similaires.

Lésions profondes. — A côté de ces lésions auriculaires dont l'origine syphilitique est manifeste, il existe une catégorie d'accidents particuliers, survenant chez les syphilitiques, dans les parties profondes de l'organe, et dont l'origine spécifique peut être affirmée quoiqu'on ne puisse constater *de visu* la lésion anatomo-pathologique.

Elles sont de préférence l'apanage de la syphilis tertiaire. On les rencontre aussi, mais rarement, dans certaines syphilis récentes, sans qu'il soit possible de faire intervenir l'influence d'un facteur de gravité qui aurait eu pour effet d'en hâter la marche.

Nous ignorons quel accident les fait éclore, et quelle partie de l'oreille interne se trouve affectée.

L'observation suivante que je vous donne *in extenso* peut servir de type aux accidents auriculaires de cette catégorie.

Le 20 avril 1885, une jeune fille de 25 ans, Emilie V... entrait dans le service de M. le professeur Fournier, salle Henri IV, n° 23, à l'hôpital St-Louis.

Elle était employée dans un des grands magasins de nouveautés de Paris, et en mai 1884, elle avait, en perdant sa virginité, contracté la syphilis.

C'était une superbe fille, élevée jusqu'à 18 ans à la campagne, d'un état général parfait, et entachée d'aucune diathèse.

Les débuts de la syphilis avaient été normaux. Dès l'apparition du chancre, elle avait consulté un médecin éclairé qui l'avait soumise au traitement classique.

En août, les plaques muqueuses avaient fait leur apparition sur la langue et les amygdales, et le 5 novembre, alors que tout accident secondaire avait disparu, elle fut prise de violents maux de tête accompagnés de vomissements.

6 jours après, elle s'aperçut en s'éveillant, qu'elle avait la bouche de travers et qu'elle ne pouvait fermer l'œil gauche.

Le médecin, de nouveau consulté, diagnostiqua une paralysie faciale, et la soumit à des séances d'électricité, le traitement général restant le même.

Au deuxième jour de la paralysie faciale, elle fut brusquement prise de bourdonnements et d'étourdissements.

Elle rentra immédiatement chez elle et constata avec stupeur qu'elle entendait difficilement les paroles de sa mère qui l'interrogeait sur son état.

Le lendemain, la surdité avait encore augmenté, et le surlendemain, c'est-à-dire cinq mois après l'apparition de la syphilis, n'entendant plus aucun bruit, elle était obligée de se servir d'une ardoise pour correspondre avec sa famille.

Elle fit appeler de nouveau son médecin qui, croyant à une paralysie passagère d'origine spécifique continua l'électricité et corsa le traitement anti-spécifique.

La paralysie faciale s'améliora rapidement, mais la surdité resta la même.

Elle consulta quelques spécialistes, les uns pratiquèrent le catéthérisme de la trompe d'Eustache, les autres conseillèrent des révulsifs sur les apophyses mastoïdes ou des courants continus. Ces diverses médications restèrent sans résultat.

En avril 1885, elle se décida, en désespoir de cause, à venir demander un conseil à M. le professeur Fournier qui, jugeant que le cas pouvant m'intéresser, l'admit dans son service.

Je la vis le lendemain.

Elle ne percevait aucun bruit et elle m'écrivit l'histoire que je viens de vous exposer.

L'examen direct me montra un appareil transmetteur absolument normal. Les vibrations du diapason n'étaient perçues ni à distance, ni sur les os du crâne.

Ne trouvant dans les antécédents aucun facteur de gravité de la syphilis, je m'arrêtais un instant à l'hypothèse d'une surdité d'origine hystérique. On la soumit à un traitement anti-syphilitique très énergique.

Un électricien, médecin très distingué, M. le docteur Oudin fut chargé de lui appliquer des courants continus. L'état resta le même.

M. le professeur Politzer venait de publier des cas de guérison de surdité syphilitique, obtenus au moyen d'injections sous-cutanées de chlorydrate de pilocarpine. Dans les observations qu'il mentionnait l'amélioration était survenue vers la vingtième injection.

Je pratiquai à la malade quatre-vingt-seize injections suivant la méthode indiquée, sans obtenir le moindre résultat; et après quatre mois de séjour, elle quitta l'hôpital dans l'état où elle y était entrée.

Voilà donc une malade, qui sans aucun facteur de gravité de la syphilis, sans aucune diathèse, avec une syphilis jeune, et un état général parfait, est atteinte d'une façon presque foudroyante de surdité totale et incurable.

Il existe des surdités syphilitiques, à évolution aussi rapide, et résistant à tout traitement, dans la période préataxique du tabes et dans la syphilis héréditaire, mais chez des sujets dont l'accident initial remonte à plusieurs années, ou chez lesquels la syphilis a revêtu un caractère grave soit parce que le traitement a été nul ou insuffisant, soit parce qu'il existe un facteur de gravité de la syphilis (paludisme, alcoolisme, scrofule, etc.).

Je ne vous dissimule pas que jusqu'au jour où le cas de cette jeune fille vint me prouver qu'en matière de syphilis, toutes les surprises étaient possibles, j'avais acquis la conviction que les syphilis récentes, et surtout les syphilis sans facteur de gravité ne pouvaient pas affecter de la sorte l'organe de l'ouïe.

Une question intéressante se posait, c'était celle du diagnostic.

Je pensais d'abord à une lésion du nerf auditif.

On sait depuis les leçons sur la syphilis du cerveau de mon très honoré maître, M. le professeur Fournier, que les gommes cérébrales exercent sur les nerfs, des réactions de voisinage. M. Hérard a publié une observation de tumeur gommeuse du volume d'un œuf de pigeon occupant la protubérance, et qui, s'irradiant sur le pédoncule cérébelleux moyen, comprimait plusieurs paires nerveuses à savoir :

Le pathétique,

L'auditif,

Le moteur oculaire externe,

Et le trijumeau du côté gauche.

Cette compression était telle, qu'elle les avait détruites partiellement, à ce point, qu'on ne put retrouver les origines apparentes de ces nerfs.

Mais il m'était impossible d'admettre une gomme, chez une malade de ce genre, après cinq mois de syphilis.

Je m'arrêtai ensuite à l'hypothèse d'un foyer encéphalique, limité au point d'émergence du nerf auditif.

Je me rappelai que mon excellent ami M. le docteur Barthelmy m'avait communiqué l'observation d'une jeune femme syphilitique, atteinte de syphilis cérébrale, devenue rapidement sourde, et à l'autopsie de laquelle il avait trouvé toute une série de petits foyers d'encéphalite disséminés dans la région antérieure du cerveau.

Lorsque je vis que la malade ne présentait d'autre symptôme que la surdité, je ne pus admettre plus longtemps la possibilité d'une lésion centrale syphilitique, limitée en un point du cerveau, et restant six mois sans provoquer de lésion de voisinage.

L'hypothèse d'une atrophie du nerf auditif, pas plus que celle d'une dégénérescence grise n'était admissible en l'espèce, les cas de ce genre publiés par Erb et Wermicke se rapportaient tous à des syphilis graves et anciennes.

Dans ces conditions je renonçai à l'idée d'une lésion du nerf.

Sur ces entrefaites je lus dans les archives d'anatomie pathologique et de physiologie une observation de Moos qui me fit envisager la question sous un jour nouveau.

Elle est intitulée :

« Lésions anatomiques du labyrinthe dans la syphilis secondaire », je vous demande de vous la résumer car elle est fort instructive.

Un malade atteint de syphilis secondaire fut pris subitement de vertiges et de bourdonnements avec douleurs craniennes ostéocopes.

L'abolition de l'ouïe fut très rapide (6 jours). L'oreille moyenne et l'oreille externe étaient intactes.

Le malade succomba à une affection intercurrente, et à l'autopsie, Moos constata les altérations suivantes :

« Le périoste vestibulaire était légèrement épaissi ; Le tissu cellulaire qui se trouve entre la paroi osseuse du vestibule et la paroi membraneuse était hyperplasié, et infiltré de petites cellules.

L'infiltration cellulaire se retrouvait dans le périoste de la lame spirale osseuse, et dans toutes les portions de la lame spirale membraneuse, mais plus particulièrement marquée dans l'organe de Corti dont il était impossible de distinguer les éléments.

Le tronc du nerf auditif n'était pas altéré. »

Le cas de Moos présentant de grandes analogies avec celui que je viens de vous soumettre, je ne serais pas éloigné de conclure que ma malade était devenue sourde par altération labyrinthique avec intégrité du nerf auditif.

Je l'ai revue en 1889, son état était stationnaire.

Si incomplète que soit cette observation, elle suffit à montrer que la syphilis peut, à toutes ses périodes, et dans les conditions même les plus défavorables à son développement, provoquer des surdités incurables à évolution rapide.

Dans la syphilis tertiaire, les accidents de ce genre sont fréquents.

A de rares exceptions près ils constituent un symptôme de la période préataxique du tabes.

Deux particularités les caractérisent :

L'absence totale de lésions de l'appareil transmetteur.

La rapidité véritablement foudroyante avec la quelle la surdité survient.

Un syphilitique entendant bien, devient en quelques mois, voire en quelques jours, complètement sourd, et sourd au point que les bruits extérieurs même les plus intenses ne peuvent être perçus.

L'acuité auditive subit une diminution constante et non interrompue.

Aujourd'hui la surdité est plus intense que la veille, demain elle le sera d'avantage.

Les débuts sont caractéristiques. Tantôt, brusquement, en pleine santé, sans qu'aucun symptome prémonitoire se soit manifesté, un individu à antécédents spécifiques bien avérés, est pris d'étourdissements, avec vertiges mais sans perte de connaissance, d'autrefois une syncope, avec perte de connaissance, vient corser la scène morbide.

Laissez-moi, parmi les observations que j'ai recueillies, vous citer les plus typiques.

En décembre 1883, M. Fournier m'adressa un officier de cavalerie qui me raconta l'histoire suivante :

En 1871 il contracta la syphilis.

En 1877, se trouvant en Afrique, il fut pendant qu'il passait une revue pris subitement de bourdonnements et de vertiges.

Il tomba de cheval, et on le releva sans connaissance.

Revenu à lui il s'aperçût qu'il entendait mal de l'oreille gauche.

La surdité augmentait tous les jours, les étourdissements et les vertiges persistaient, sans provoquer toutefois de syncope nouvelle. Quinze mois après, l'ouïe était totalement abolie du coté affecté.

Dans l'intervalle était survenu un symptôme qui l'affectait beaucoup, il laissait de temps en temps échapper quelques gouttes d'urine.

Rentré en France il alla consulter M. le professeur Fournier qui me l'adressa avec le diagnostic « Tabes », en me priant d'examiner ses oreilles.

Les réflexes rotuliens étaient abolis, il avait des troubles manifestes de la locomotion (entre autres le signe de Romberg). Son oreille droite, épargnée jusque là, se prenait depuis quelques semaines.

Du coté gauche il n'entendait rien, pas même l'échelle de diapasons appliquée sur le crâne.

A droite il entendait la voie articulée, mais il fallait lui parler sur un timbre assez élevé.

Tout l'appareil transmetteur était normal.

Dans ce fait, une période de six ans s'était écoulée entre l'apparition du chancre et les premiers accidents auriculaires. La syphilis avait été très insuffisamment traitée.

Quelquefois les troubles de l'ouïe surviennent plus rapidement comme dans le cas suivant.

Le 20 mai 1883 M. le professeur Fournier m'adressa M. L.. Il avait contracté la syphilis en 1874.

L'année suivante il se sentit, selon ses propres expressions « devenir bizarre ».

J'avais, dit-il, « des lacunes de l'intelligence, et moi qui passais pour avoir une très grande facilité d'élocution, je m'arrêtais au milieu d'une phrase, dans l'impossibilité où j'étais de trouver mes mots ».

Un jour, subitement, il fut pris d'étourdissements et de vertiges, avec perte de connaissance. La nuit suivante, il s'aperçut que couché sur l'oreille droite, il n'entendait plus le tic-tac de sa montre placée à côté de lui.

A ce moment il fut soigné par mon regretté maître M. le professeur Lasègue, qui rattachant tous ces accidents à la syphilis, lui fit suivre un traitement énergique.

Les fonctions cérébrales se rétablirent, mais la surdité persista et augmenta.

L'orsqu'il vint me consulter, il n'avait plus de réflexes rotuliens, et la station debout, les yeux fermés, était impossible.

La surdité était totale à gauche.

L'audition bonne à droite.

L'examen direct ne me fit découvrir aucune lésion.

Chez un autre malade, la surdité foudroyante pour ainsi dire, constitua le premier symptôme du tabes. Après trois ans de syphilis, six mois après l'apparition de la surdité, il était ataxique.

Il projetait ses jambes en avant pendant la marche et il avait des douleurs fulgurantes.

Dans un cas, ce fut cette surdité particulière qui permit d'établir le diagnostic de tabes commençant.

En mai 1883, je suivais à l'hôpital Beaujon la visite de M. le docteur Millard, qui appela mon attention sur un de ses malades.

Cet homme, entré depuis peu de temps, était tellement sourd qu'on avait renoncé à l'interroger.

Il n'aurait certes pas entendu les bruits les plus intenses, et c'est en lui écrivant mes demandes que je pus obtenir quelques renseignements.

Il avait senti son acuité auditive diminuer un an avant son entrée à l'hôpital, et il était tout à fait sourd depuis deux mois.

L'examen au spéculum me montra une oreille droite normale en apparence (je ne parle pas de l'oreille gauche dont il n'avait jamais entendu et qui avait beaucoup coulé pendant son enfance).

Devant une surdité aussi intense, et survenue aussi rapidement sans lésions apparentes, je pensai à la syphilis et au tabes.

Comme l'interrogatoire était très difficile, je ne pus arriver au milieu de ses réponses embrouillées (il confondait constamment la syphilis avec la blennorrhaghie), à un aveu bien net.

Mais il portait sur le nez des cicatrices d'une indéniable origine.

Les réflexes rotuliens étaient totalement abolis, la station debout, les yeux fermés, impossible, et le malade serait tombé si je ne l'eusse retenu. Je fis part de ma découverte à M. Millard, il reconnut qu'elles constituaient une forte présomption en faveur de l'ataxie locomotrice, et pensant que ce malade pourrait intéresser M. le professeur Fournier, il l'envoya à St-Louis, où le diagnostic tabes fut confirmé.

J'arrête là mes citations que je pourrais multiplier.

Dans toutes les observations que je possède, les malades étaient des syphilitiques avérés, atteints d'une surdité survenue très rapidement et dont l'intensité variait depuis un affaiblissement notable de l'acuité auditive, jusqu'à la cophose complète ;

Chez tous, l'appareil transmetteur (membrane du tympan, chaîne des osselets, trompe d'Eustache), était normal.

Ils présentaient les signes pathognomoniques de l'ataxie locomotrice ; abolition des réflexes rotuliens, troubles de la locomotion, douleurs fulgurantes, troubles urinaires, diminution de la puissance génitale, etc.

Vous verrez dans un instant que les surdités d'origine hérédo-syphilitique ont une pathogénie à peu près identique, et qu'il est aisé cependant de les différencier.

Les commémoratifs, l'enquête auprès des parents, pourraient à eux seuls fournir au besoin les éléments d'un diagnostic ; mais il existe une particularité qui suffit à éviter toute cause d'erreur : elles surviennent entre 15 et 20 ans, âge auquel la syphilis acquise non-seulement est très rare, mais encore si elle existe est de trop fraîche date pour déterminer des lésions de ce genre.

L'hystérie provoque quelquefois, comme vous l'avez vu, des surdités à évolution rapide, sans lésion apparente et qui pourraient constituer, à un examen superficiel, une cause d'erreur.

En réfléchissant vous reconnaîtrez que le diagnostic différentiel est toujours possible.

D'abord l'enquête fournira des renseignements d'une valeur indéniable.

Puis, c'est principalement chez les femmes que vous rencontrerez la surdité hystérique, alors que la surdité des tabétiques paraît avoir une prédilection marquée pour les hommes.

De plus, la surdité des hystériques s'accompagne de symptômes particuliers (aphonie, attaques hystériformes, paralysies partielles survenant brusquement, et disparaissant de même, etc.).

Enfin, chez cette catégorie de malades, les troubles disparaissent aussi brusquement qu'ils surviennent, tandis que dans la syphilis, la surdité résiste à tout traitement.

De ce qui précède, un fait se détache tout d'abord : C'est que la surdité n'est provoquée par aucune lésion de l'appareil transmetteur.

Il faut donc en rechercher plus profondément la cause anatomo-pathologique.

La question est difficile à élucider.

Certes, les tabétiques sont nombreux, mais il en est peu qui viennent mourir à l'hôpital et une autopsie d'ataxique sourd, n'est pas chose facile à trouver.

Toutefois en procédant par analogie, il n'est pas impossible d'échafauder une théorie ayant quelque valeur.

Etant donné que la membrane du tympan, la chaîne des osselets, et la trompe d'Eustache sont normales, c'est dans l'oreille interne, sur le trajet du nerf auditif, ou à son point d'émergence dans le quatrième ventricule qu'il faut rechercher la cause de l'affaiblissement ou de l'abolition des fonctions auditives.

On peut tout d'abord, éliminer l'hypothèse d'une lésion centrale, car sauf dans un des cas que je vous ai signalé, on ne constate aucun symptôme d'affection cérébrale.

Dans le cas auquel je viens de faire allusion, les accidents présentés par le malade permettaient de supposer une syphilis cérébrale.

Sous l'influence du traitement général tous les symptômes cérébraux disparurent, la surdité seule persista. Il faut donc en conclure qu'elle n'avait pas les mêmes altérations pour cause, à moins de supposer qu'une lésion située au point d'émergence du nerf auditif, ait subsisté seule, après la disparition des autres.

C'est possible mais peu probable.

A-t-on affaire à une altération labyrinthique ? Les étourdissements, les bruits musicaux sembleraient le faire croire ; mais chez tous les malades, la perception crânienne au diapason était nulle, la lésion s'étend par conséquent sur le trajet du nerf auditif.

On a constaté et on constate souvent une névrite du nerf optique chez les ataxiques, pourquoi ne pas admettre pour le nerf auditif une lésion identique ?

Cette hypothèse expliquerait pourquoi le labyrinthe est atteint puisque le nerf auditif vient s'y terminer.

Quelle que soit du reste la lésion anatomo-pathologique et son siège, on peut tirer de ce qui précède les conclusions suivantes :

1° Cette surdité est due à une lésion profonde ;

2° Elle a une évolution très rapide ;

3° Elle peut être considérée comme un symptôme du tabes dans sa période préataxique.

Le pronostic est grave en ce sens que l'organe de l'ouïe ne récupère plus ses fonctions physiologiques.

Traitement. — Politzer a publié il y a quelques années, une monographie dans laquelle il conseille, concurremment avec le traitement général, l'emploi du chlorydrate de Pilocarpine en injections sous-cutanées et à doses croissantes (de quatre à douze gouttes par jour d'une solution à 2 %).

Il a obtenu ainsi quelques résultats satisfaisants, mais il conseille d'en arrêter l'emploi, si après huit à quatorze jours de traitement on n'a pas obtenu d'amélioration notable.

J'ai essayé le traitement préconisé par Politzer sur un nombre considérable de malades, et j'ai eu le regret de constater que dans aucun cas je n'avais pu obtenir le moindre résultat satisfaisant.

Toutes les tentatives que j'ai faites m'ont convaincu de l'incurabilité de la surdité profonde d'origine syphilitique.

DES ACCIDENTS AURICULAIRES DE LA SYPHILIS HÉRÉDITAIRE.

La surdité est un accident fréquent de la syphilis héréditaire.

Elle varie depuis un léger affaiblissement de l'organe jusqu'à la cophose complète.

Ce cas extrême est le plus rare.

Quoique dépendant de la même cause, les lésions de l'appareil auditif revêtent des formes différentes.

Chez certains enfants la surdité est précédée d'otite moyenne purulente, d'otite catarrhale aiguë, et de catarrhe des premières voies respiratoires (tous ces symptomes inflammatoires constituant un ensemble de signes faciles à constater.)

Chez d'autres aucun de ces phénomènes ne se manifeste, et la surdité survient aussi rapidement que dans la syphilis acquise à la période préataxique du tabes.

Comme dans le premier cas l'affection est justiciable des moyens thérapeutiques usuels, pour peu que le traitement général vienne prêter son appui, il est indispensable, avant d'entrer dans le sujet même de vous indiquer brièvement les signes qui permettent de reconnaître les syphilitiques héréditaires.

M. le professeur Fournier, dans sa remarquable étude sur la syphilis héréditaire tardive, en a donné une description magistrale que je copie textuellement.

« 1° Habitus. — Faciès. — Les malades sont délicats, « de constitution chétive. Ils sont maigres, leur système « musculaire est peu développé, ils sont pâles, leur peau « est terreuse.

« Ils n'ont pas cette peau fine, cette lividité cyanique « des extrémités, cette proéminence de la lèvre supé- « rieure qu'on rencontre chez les scrofuleux.

« 2° Développement tardif et incomplet (infantilisme). « — Ils sont de petite taille, ils ont grandi lentement « marché tard, parlé tard.

« Leur croissance s'est effectuée péniblement.

« Si le malade est un garçon, la barbe, les poils, se « sont fait longtemps attendre.

« Si c'est une fille, on apprend qu'il y a eu un retard « sensible dans le développement des seins et dans l'ap- « parition des règles.

« 3° Déformations nasales et crâniennes. — Ils ont de « l'asymétrie du crâne, leur front est en carène, à bos- « selures latérales, olympien, etc... Le dos du nez est ap- « plati, effondré même, et ces deux déformations réu- « nies : front protubérant et nez affaisé, donnent à ces « malades une physionomie particulière qui permet faci- « lement de les reconnaître.

« 4° Lésions osseuses. — Les déformations constatées « au crâne se reproduisent aux membres et sur le « tronc. »

On constate toutes les lésions du rachitisme qui, d'après le regretté professeur Parot, serait toujours dû à la syphilis héréditaire, et d'après M. le professeur Fournier non pas un produit exclusif, mais un dérivé indirect de la syphilis.

« 5° Cicatrices de la peau et des muqueuses. — Elles « sont caractéristiques surtout par leur siège :

« Commissure des lèvres, sillon nasal, région lombo-
« fessière, voile du palais.

« 6° Ils ont la triade d'Hutchinson, c'est-à-dire des « vestiges de kératite interstitielle, d'iritis, des troubles « ou des lésions de l'appareil auditif. Enfin les malfor- « mations dentaires suivantes :

« Erosions dentaires.

« Microdontisme : constitué par la petitesse, la réduction « au-dessous de la moyenne physiologique du volume, « de la taille, de certaines dents.

« Amorphisme dentaire : caractérisé par ce fait que « telles où telles dents perdent plus ou moins les attri- « buts de leur espèce propre ; du type auquel elles ap- « partiennent.

« Vulnérabilité du système dentaire : il devient plus « accessible aux causes d'attrition, de désorganisation, « de destruction qui s'exercent sur lui, c'est-à-dire en « d'autres termes ; usure rapide, altération facile, et ca- « ducité précoce de certaines dents.

« Enfin la dent d'Hutchinson.

« Cette malformation consiste en une échancrure demi- « lunaire, occupant le bord libre de la dent.

« Cette échancrure est très accentuée, au moins dans « la forme typique de la lésion,

« Elle entoure le bord libre de la dent, suivant une « ligne courbe, régulièrement et presque gracieusement « arciforme, dont la convexité regarde le collet de la dent. « De sorte que ce bord libre figure un croissant, et pré- « sente une perte de substance proportionnelle à ce « qu'on appelle la flèche de l'arc.

« Cette échancrure semi-lunaire se rencontre sur les « incisives médianes supérieures, qui constituent le « siège de prédilection par excellence de cette lésion si « typique.

« 7° Lésions testiculaires. — Les testicules sont petits, « rétractés, ratatinés, durs, irréguliers dans leur forme, « noueux et semés parfois de petites tubérosités lobu- « laires.

« Mentionnons enfin comme signes adjuvants, la poly- « léthalité des enfants, et l'enquête rétrospective sur les « ascendants. »

Avec ces données, vous pourrez facilement reconnaître l'origine hérédo-syphilitique des lésions que je vais vous décrire.

On peut cliniquement diviser les altérations de l'organe de l'ouïe dues à la syphilis héréditaire en deux catégories :

1° Celles qui, intéressant l'appareil transmetteur, surviennent après un otite moyenne suppurée ou un catarrhe pharyngien. Seuls, les tout jeunes enfants en sont atteints.

2° Celles qui, étant compatibles avec une intégrité apparente de l'organe, siègent dans les parties profondes, et surviennent dans la majorité des cas après la puberté.

L'otite moyenne purulente a une marche spéciale. Lorsque je traduisais le livre d'Hutchinson sur la syphilis héréditaire, et que j'étudiais dans le service de M. le professeur Fournier à l'hôpital St-Louis, ses effets sur l'organe de l'ouïe, j'ai suivi sur un grand nombre de malades toutes les phases de la phlegmasie, qu'on peut résumer de la façon suivante :

1° L'otite est indistinctement unilatérale ou bilatérale. (Il est impossible d'émettre à ce sujet une règle générale).

2° Presque invariablement elle est *indolore*.

La mère s'aperçoit un matin que l'oreille de son enfant suppure, sans que l'écoulement ait été précédé de cris, d'insomnie, de fièvre, ni d'aucun des symptômes habituels de l'otite moyenne.

3° Elle a la plupart du temps une marche très rapide. En quelques semaines, parfois en quelques jours, sous l'influence d'un traitement général et local, toute trace d'écoulement a disparu.

Chez plusieurs syphilitiques héréditaires avérés, qui au dire des parents avaient été atteints d'otorrhée, je n'ai pu trouver aucune trace de perforation du tympan.

Je dois ajouter que dans ce cas l'acuité auditive était normale.

On peut expliquer ce fait, en supposant une perforation linéaire sans perte de substance. La cicatrisation s'étant opérée après dessiccation de la sécrétion purulente de la caisse, par accolement des bords de la perforation.

On pourrait objecter que dans ces cas l'écoulement était dû à une otite externe. Je ne le crois pas, car chez beaucoup de syphilitiques héréditaires, j'ai assisté aux débuts de l'otite et je constatais une perforation linéaire de la membrane du tympan, à travers laquelle on voyait nettement le pus sortir de la caisse. Après quelques jours de traitement, l'écoulement était tari, et la perforation cicatrisée si complètement, qu'il était impossible de savoir où elle avait siégé.

Parfois il persiste pendant de longues années, et il amène, avec une diminution considérable de l'acuité auditive, une destruction partielle ou totale de la membrane du tympan et de la chaîne des osselets.

On constate alors au spéculum, soit une perforation plus ou moins étendue, soit une de ces plaques calcaires sur lesquelles j'ai appelé en son temps votre attention.

Dans cette classe de surdité par altération de l'appareil transmetteur il faut ranger celles qui sont dues aux modifications déterminées par les catarrhes naso-pharyngiens.

Les syphilitiques héréditaires sont plus que les autres, par la nature même de leur diathèse, exposés à toutes les altérations des muqueuses :

Le corriza chronique, l'amygdalite, la pharyngite, etc., se rencontrent chez eux fréquemment et ils deviennent sourds par obstruction de la trompe d'Eustache.

Davidson a publié sur cette forme de surdité une étude très intéressante, intitulée : *De la surdité dans ses rapports avec la kératite paniforme et les dents incisives coniques.*

La plupart des cas relatés concernent des sujets qui avaient été atteints de kératite interstitielle et dont les incisives étaient manifestement hutchinsoniennes.

Ils étaient âgé de 8 à 16 ans.

Les classes inférieures qui se trouvent dans des conditions hygiéniques mauvaises, fournissent dans sa stistique le contingent le plus élevé, et presque tous les malades qu'il a observés habitaient des pays froids et humides.

Tous, à part un, appartenaient au sexe féminin.

Il décrit de la façon suivante les lésions que l'examen direct lui a permis de reconnaître.

Dans quelques cas seulement, la trompe d'Eustache était le siège d'altérations morbides ; dans tous, la membrane du tympan était altérée des deux côtés à des degrés variables.

A la première période elle était plus vasculaire qu'à l'ordinaire, et avait pris un teinte rose grisâtre.

Parfois cette vascularisation s'étendait au loin dans le conduit auditif externe, et vraisemblablement la même condition pathologique existait dans la trompe d'Eustache à son embouchure tympanique, quand ce canal était intéressé.

Plus tard la rougeur disparaissait mais en même temps la membrane s'épaississait.

Elle était blanche, terne, et avait perdu son élasticité. Elle ne pouvait plus dès lors, être mise en vibration par les ondulations de l'air, et il en résultait une diminution de l'ouïe.

Vous voyez que ces lésions sont celles de l'otite catarrhale chronique.

« De même », ajoute Davidson, « que dans la syphilis « héréditaire, l'iritis se joint presque toujours à l'affection « cornéenne, de même nous constatons ici que la trompe « d'Eustache est très fréquemment intéressée.

« Ce n'est vraisemblablement au début qu'un état « hypéremique des tissus, mais bientôt, vers l'extrémité « tympanique de la trompe, se déposent des produits qui « en diminuent le calibre ou l'obstruent même complè- « tement.

« Cette extension de la maladie, du tympan à la « trompe d'Eustache, est proportionnée à l'intensité des « symptomes du côté de la membrane qui, au résumé, en « est le siège électif ».

Le pronostic est toujours grave, parce que la membrane une fois altérée dans sa structure, ne récupère pas son élasticité première.

La netteté de l'ouïe est donc à jamais perdue.

Dans trois des cas qu'il relate la surdité était telle, qu'au contact absolu même, le bruit de la montre ne pouvait être perçu.

« Dans cinq il était perçu à deux pouces ; dans vingt-deux, à trois pieds au lieu de six, qui est la distance normale ».

Les cas dans lesquels l'ouïe fut le mieux récupérée furent ceux où un traitement approprié, institué dès le début, avait apporté des modifications salutaires à l'état général.

Davidson termine en disant que dans 20 p. 0/0 des

cas seulement il a pu nettement établir l'origine syphilitique.

Lésions profondes. — Les lésions anatomo-patologiques des parties profondes de l'organe de l'ouïe dans la syphilis héréditaire sont pour ainsi dire inconnues.

On ne sait si elle siègent dans l'oreille interne, sur le trajet du nerf auditif, où à son point d'émergence. On ne sait pas d'avantage si les altérations débutent par l'oreille interne et gagnent ensuite l'encèphale, ou si la surdité n'est que la conséquence d'une lésion cérébrale seule.

Quel que soit du reste son siège elle se présente toujours avec un cortège de symptomes bien caractéristiques.

Les malades se plaignent de bourdonnements musicaux (bruits de cloches, orchestre, chants d'oiseaux, etc).

Ils ont du vertige, des étourdissements.

La surdité, légère au début, se termine presque toujours par une cophose complète.

Le principal caractère de cette surdité, comme sa congénère de la syphilis acquise, est la rapidité de son évolution.

En quelques semaines un sujet entendant bien, devient *complètement sourd*, sans douleur et sans aucun phénomène prémonitoire.

A l'examen au spéculum on ne trouve en général aucune lésion de l'appareil transmetteur, et lorsqu'il en existe leur nature ne permet pas d'expliquer l'intensité de la surdité.

Elle survient entre 12 et 20 ans.

Toynbée prétend que cette surdité lui a fourni plus d'un vingtième des malades atteints d'affections de l'oreille qu'il a pu voir à Guy's Hospital.

Il l'a rencontrée surtout dans les classes pauvres de la société.

Les malades offraient l'aspect des syphilitiques héréditaires et ils avaient toujours éprouvé des troubles de la vue avant l'apparition de la surdité.

Leur âge variait entre 10 et 16 ans et presque tous appartenaient au sexe féminin.

Cette surdité est, dit-il, « surtout remarquable par son intensité et sa rapidité. Je ne connaissais aucune autre affection excepté la fièvre (?) qui, chez un sujet au-dessous de vingt ans, amène une perte de l'ouïe aussi rapide et aussi prononcée. En quelques semaines une jeune fille entendant bien, arrive, sans douleurs, sans cause connue, à ne plus pouvoir distinguer les mots ».

Toynbée n'a pu faire qu'une seule autopsie.

Il trouva un état congestif de la muqueuse de la caisse droite, et quelques adhérences anciennes à la partie supérieure de chaque tympan.

Les membranes étaient très concaves, les trompes contenaient du mucus, les deux vestibules étaient fortement congestionnés.

Il pense que, comme pour l'œil, l'appareil de transmission, aussi bien que l'appareil nerveux peuvent être simultanément atteints.

Jones qui a examiné un certain nombre de sourds syphilitiques héréditaires, a presque toujours trouvé la membrane normale. Quelquefois néanmoins il l'a trouvé grise, opaque et épaissie.

Il pense qu'on peut obtenir beaucoup du traitement syphilitique, uni à des injections dans l'oreille, faites avec un mélange d'iodure de potassium et d'iodure de mercure (?)

Il ajoute cependant, que lorsque la surdité est extrême, et que les malades se plaignent de bruits musicaux, il est inutile d'essayer un traitement quelconque ; surtout s'il existe des signes dentaires, et si les malades portent des traces anciennes ou récentes de kératite interstitielle.

Charles J. Ripp a recueilli six observations de surdité liée à la syphilis héréditaire.

Les sujets de ses observations étaient des filles âgées de 6, 6 1/2, 8, 13, 17 et 23 ans.

Dans cinq cas, une kératite interstitielle double précéda la surdité ; dans le sixième elle la suivit.

Dans cinq cas la surdité survint très rapidement des deux côtés.

Dans le dernier elle existait depuis plusieurs mois, lorsque son intensité augmenta brusquement.

Des symptômes d'irritation (?) cérébrale précédèrent la perte de l'ouïe dans un cas.

Des bourdonnements d'oreille, des maux de tête, des vertiges et des troubles de l'équilibre accompagnèrent ou suivirent tous les autres.

Chez trois malades la membrane du tympan était affectée.

Chez toutes, la trompe d'Eustache était perméable, quoiqu'elles fussent atteintes de catarrhe naso-pharyngien.

L'aspect des membranes pouvait, jusqu'à un certain point, permettre de penser à une otite catarrhale, mais il ajoute, que cette affection ne produit pas aussi rapidement l'abolition de l'ouïe, lorsqu'il n'existe pas en même temps une altération du labyrinthe ou du nerf acoustique.

La symétrie de la surdité le porte plutôt à admettre une lésion du plancher du 4e ventricule.

Il administra du mercure dans un cas, de l'iodure de potassium dans les autres, il institua en même temps un traitement local, mais sans résultat, sauf chez une malade.

Laissez-moi vous résumer l'observation suivante, qui peut être considérée comme le type de la surdité d'origine hérédo-syphilitique et qui suffira à vous graver dans la mémoire son évolution.

Elle m'a été communiquée par M. le docteur Brocq en 1885 alors qu'il était chef de clinique suppléant de M. le professeur Fournier :

H... Louis, âgé de 17 ans, forgeron, entré en février 1883, salle Saint-Louis à l'hôpital Saint-Louis, service de M. le professeur Fournier.

Antécédents héréditaires. — Père bien portant mais alcoolique. La mère a eu, à l'âge de vingt-quatre ans, la syphilis avant de se marier. Elle fut soignée à Lourcine par M. Lallier, dans le service duquel elle resta huit mois.

Comme manifestations syphilitiques, elle eut des syphilides vulvaires et buccales, de l'alopécie, et des boutons sur le corps. Le traitement consista en pilules, et en cautérisations des syphilides au nitrate d'argent. Six mois après être sortie de Lourcine, elle eut de nouveaux accidents cutanés. Elle rentra dans le service de M. Lallier, où elle resta six mois. On lui fit prendre des pilules et de l'iodure de potassium. Depuis lors elle ne s'est plus soignée, et n'a jamais été malade.

Elle devint enceinte deux ans après avoir eu les premières manifestations syphilitiques. Elle accoucha à terme d'un enfant qui mourut à dix-sept jours, ayant des bulles de pemphigus aux mains et aux pieds; des ulcérations à l'anus et aux lèvres, et des boutons sur le corps.

Un an après cette première grossesse, et par conséquent trois ans après avoir contracté la syphilis, elle se maria avec un homme fort robuste, très sain, mais alcoolique.

De cette union, elle a eu huit enfants qu'elle a tous nourris. L'aîné est celui qui est à l'hôpital et sur lequel nous reviendrons. Des sept autres, trois sont morts; un est né avant terme ; les trois autres vivent, sont bien portants, et n'ont jamais eu d'accidents syphilitiques comme ceux qui sont morts. Ceux-ci, en effet, ont eu, trois semaines environ après leur naissance, des éruptions aux fesses, aux mains, aux pieds, à la face et sur le tronc. Ils sont morts à trois mois, sans qu'ils aient été traités comme syphilitiques.

L'aîné des enfants de cette femme est venu à terme et a été nourri par sa mère : il a aujourd'hui dix-sept ans, et présente une série d'accidents et de lésions caractéristiques. Trois semaines après sa naissance, il a eu des boutons sur les fesses, des ulcérations anales, etc., la mère attribuant ces accidents à la syphilis, alla consulter M. Lallier et lui présenta son enfant. Ces premières manifestations disparurent assez vite sous l'influence du traitement.

Mais à l'âge de 4 ans, l'enfant, qui était assez chétif et souffreteux, retomba malade et fut traité, au dire de la mère, pour le carreau par un médecin de Saint-Denis (sirop d'iodure de fer, huile de foie de morue).

A douze ans, elle le mena à Sainte-Eugénie, il avait de la gourme et les ganglions cervicaux tuméfiés.

A l'âge de 15 ans, il a eu des douleurs dans les genoux et dans les jambes.

Etat actuel. — *Dents*. — Les incisives médianes inférieures présentent trois cuspides bien nettes, et régulièrement disposées. Elles sont toutes deux, amincies à leur bord libre ; celle du côté droit présente une dépression transversale en forme de cupule élargie (dents trilobées).

Incisive latérale gauche. — Sans sillon, mais amincie à son sommet.

Mâchoire supérieure. — Incisive médiane supérieure gauche : type de dent d'Hutchinson ; à savoir : échancrure semi-lunaire très accentuée, bordée de chaque côté par deux cuspides. En outre, perte de substance de la face antérieure, remontant à un millimètre et demi sur la dent et se confondant avec l'échancrure.

Incisive médiane supérieure droite amincie ; le bord tranchant offre une ébauche à peine apparente d'échancrure.

Ces deux dents sont obliques et divergentes. Sur la face antérieure de l'incisive médiane supérieure droite on perçoit à la loupe deux ou trois stries transversales minimes.

Incisive latérale droite saine.

Incisive latérale gauche. — Bord tranchant un peu inégal.

Canine supérieure droite. — Deux légers sillons un peu arqués, à peine visibles.

Canine supérieure gauche saine ;

Prémolaires supérieures saines ;

Molaire supérieure droite commençant à se carier ;

Molaire supérieure gauche cariée ;

Deuxième molaire saine ;

Dents de sagesse absentes.

D'une façon générale, le volume des dents est à peu près normal ; les incisives supérieures sont un peu courtes. Pas d'écartement marqué entre les dents, sauf entre les incisives médianes supérieures et inférieures, en raison de leur divergence.

Cornée gauche. — Absolument dépourvue de transparence, à ce point qu'à la lumière ordinaire on distingue à peine la pupille. Couleur grisâtre générale.

Dans le segment inférieur, on voit un point rouge ; dans le segment supérieur une zone rosée d'origine vasculaire manifeste. Au-dessous du niveau de la pupille, zone blanchâtre, opaque, en coup d'ongle, très légère.

Injection de la conjonctive plus accentuée au niveau des segments supérieur et inférieur de la cornée. Le malade tient sa paupière un peu abaissée, mais en somme photophobie légère.

Pas de larmoiement. Il dit souffrir de son œil, mais seulement quand il regarde le jour.

Cornée droite. — Deux néphélions linéaires sur la cornée.

Oreille gauche. — Le malade n'entend pas de cette oreille depuis une époque qu'il ne peut déterminer exactement. Elle n'a jamais coulé au dire du malade. Il existe cependant une perforation de la membrane du tympan, placée au niveau de son segment antérieur, en avant du manche du marteau et grande comme une tête d'épingle.

La membrane est épaissie, terne, le triangle lumineux a disparu.

Le manche du marteau paraît rouge, hypertrophié, etc. En un mot, il existe tous les signes d'une otite ancienne de la caisse. Cophose complète.

Oreille droite. — Depuis un mois seulement le malade est sourd de cette oreille. La surdité a été progressive, mais en un mois les progrès du mal ont été tels qu'aujourd'hui le malade n'entend plus rien.

La membrane est moins épaisse que celle du côté gauche, elle est légèrement déprimée.

Plus de triangle lumineux. Le manche du marteau est un peu déjeté en dehors.

Le malade se plaint de bruits musicaux. Le matin il a des étourdissements.

Malgré les lésions de la membrane du tympan, qui évidemment sont considérables, il faut chercher ailleurs que dans l'appareil de transmission la cause d'une cophose aussi complète. Réside-t-elle dans le cerveau ? dans le labyrinthe, sur le trajet du nerf auditif ? Les bruits musicaux, les étourdissements sont bien les symptômes d'une otite labyrinthique, mais il existe évidemment en même temps, en raison de cette cophose complète, une paralysie du nerf auditif.

Le malade n'a jamais souffert des oreilles. Il est tellement sourd qu'on est obligé de se servir de l'écriture pour communiquer avec lui.

Les deux trompes sont libres.

Teint du malade un peu terreux ; membres grêles ; taille petite.

Vous voyez, messieurs, qu'à tous égards cette observation est typique et par cela même très instructive.

Traitement. — Le traitement ne varie pas sensiblement de celui qu'on institue pour les affections similaires,

Les écoulements comme les surdités catarrhales doivent être traités suivant le mode que je vous ai indiqué en vous parlant de ces lésions.

Il est bien entendu qu'il faut adjoindre le traitement général.

Je n'ai jamais pu améliorer une surdité profonde.

FIN

TABLE DES MATIÈRES

TABLE ALPHABÉTIQUE

A

B

C

D

E

F

G

H

I

J

K

L

M

N

O

P

R

S

T

U

V

W

Paris. — Imprimerie de la Faculté de médecine, H. JOUVE, 15, rue Racine.

A LA MÊME LIBRAIRIE

H. JOUVE, imprimeur de la Faculté de Médecine, 15, rue Racine, Paris.

www.ingramcontent.com/pod-product-compliance
Ingram Content Group UK Ltd.
Pitfield, Milton Keynes, MK11 3LW, UK
UKHW020108200726
13856UKWH00002B/430